치매예방 인지훈련 색칠하기

나윤채, 장일상, 한광일 엮음

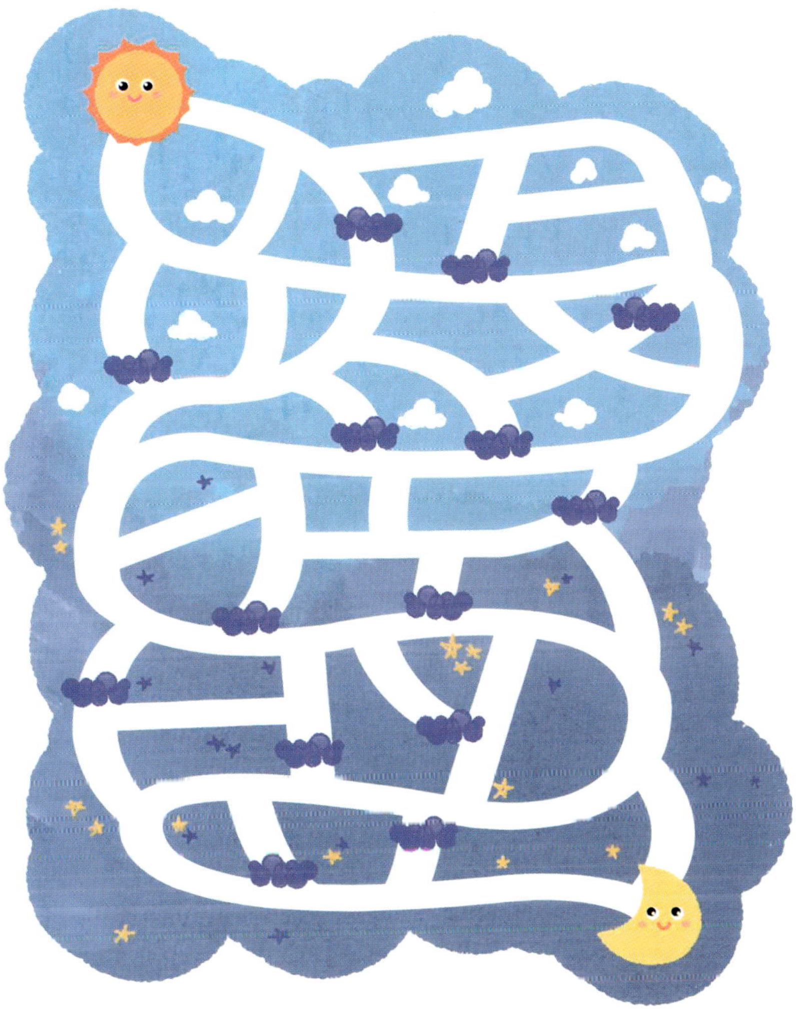

KFLA Korea Federation of Local Long term Care
for Senior citizens' Association
한국장기요양기관지역협회연합

◎ 저자소개

나윤채 한국장기요양기관지역협회연합 회장
고양시노인장기요양기관협회 회장
일산요양보호사교육원 대표
지극정성요양원 대표

장일상 행복나눔연구소 대표
행복안전교육원 원장
(사) 한국여성소비자연합 청주지부장
이혈건강교육협회장

한광일 한국레크리에이션협회 회장
(사) 국제웃음치료협회 회장
한국열린사이버대학교 석좌교수

기억회상 색칠하기 ❸

치매예방 인지훈련 색칠하기

2023년 4월 15일 1판 1쇄 인쇄
2023년 4월 20일 1판 1쇄 발행

엮은이 나윤채, 장일상, 한광일
펴낸이 조재성
그 림 최윤정, 조가현
펴낸곳 서현사

등 록 2002년 8월 14일 제 03-01392호
주 소 경기도 고양시 일산동구 중앙로 1055번지 레이크하임 206호
전 화 031-919-6643
팩 스 031-912-6643

ISBN 979-11-88986-53-8 94510
979-11-88986-50-7(세트)

정가 30000원

저자와의 협의하에 인지는 생략합니다.
잘못 만들어진 책은 구입하신 서점에서 바꾸어 드립니다.

목차

프로그램 사용방법

《치매예방 인지훈련 색칠하기》에는 모두 6개의 큰 항목에 다양한 그림과 프로그램이 구성되어 있습니다.
본문은 만다라, 화투, 꽃 등은 우리 주위에서 자주 접하는 것을 기본으로 하고 있습니다. 누구나 '아하!' 하실 수 있는 그림이 수록되어 있습니다.
색칠하기는 정해진 규칙이 없습니다. 본인이 생각대로 색을 칠하시면 됩니다. 그림만으론 내용을 알기 어려운 프로그램에는 간단한 제목과 설명이 있습니다.

1. **만다라 색칠하기**에는 만다라를 따라 그리고 색을 칠하는 것이 있습니다. 선을 먼저 따라 그리고 색을 칠하시면 됩니다.
2. **꽃 그림 색칠하기** 그림은 우리나라를 대표하는 꽃과 주위에서 자주 접하는 꽃을 중심으로 수록되어 있고 꽃 이름에 따라 간단한 꽃말과 이야기가 정리되어 있습니다.
3. **화투 색칠하기**는 어르신들이 치매예방을 위해 게임으로 자주하는 화투놀이의 그림에 색을 칠하는 것이라 친밀감이 아주 높습니다.
4. **미로 찾기 색칠하기**는 난이도가 높지 않아 쉽게 답을 찾을 수가 있습니다.
길을 찾아가다 잘못 들어갔을 경우에는 처음부터 다시 길을 찾아보십시오.
주위의 친구 분들과 같이 시작하여 누가 먼저 목표까지 가는지 시합을 하셔도 재미있습니다.
5. **기억회상 색칠하기**는 과거 기억을 회상하는 것으로 지금도 기억 속에 남아 있는 그림들입니다. 사물의 이름을 적어보고 색을 칠하시며 사물에 관련된 나의 과거 이야기를 친구들과 정답게 이야기해보세요.
6. **언어프로그램 색칠하기**는 한글의 자음과 모음을 조합해 글을 만드는 것입니다. 과일의 이름에 자음과 모음이 빠진 부분이 있습니다. 그 부분을 채워 과일 이름을 적어보세요.

활동가님들이 미리 프로그램에 대한 내용을 숙지하시고, 어르신들이 그림에 색칠하면서 그림에 대한 이야기와 색을 선정한 이유들을 가능하면 존칭을 사용하며 말할 수 있게 유도해보세요. 하나하나 프로그램을 하시는 즐거움을 느끼시길 바랍니다.

엮은이 나 윤 채

1. 만다라 색칠하기

1

국화

가을에 피는 국화는 늘 풍성하고 넉넉함을 주는 꽃입니다.

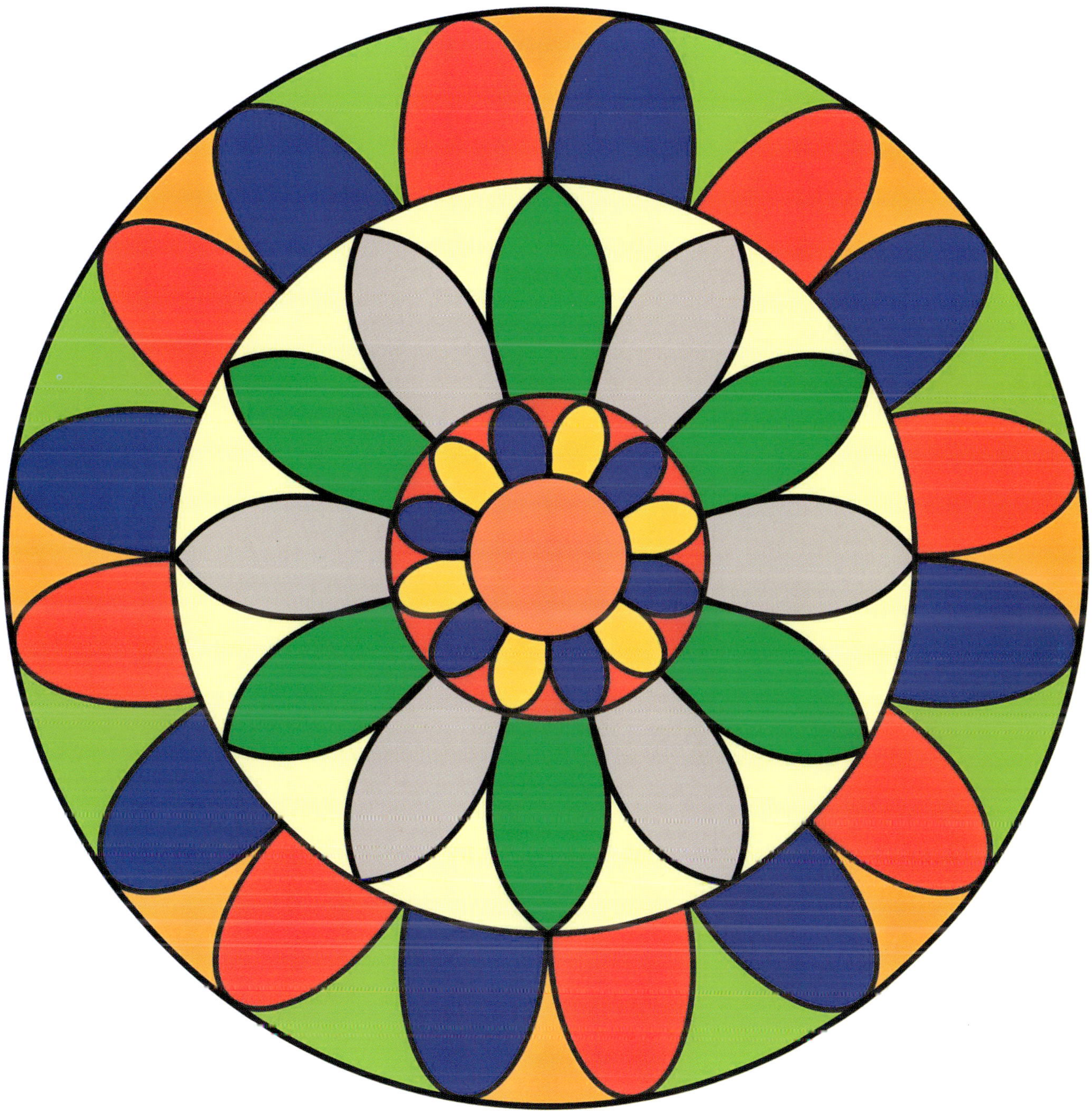

※ 만다라 색칠하기 프로그램의 이름은 임의로 정한 것입니다.

1

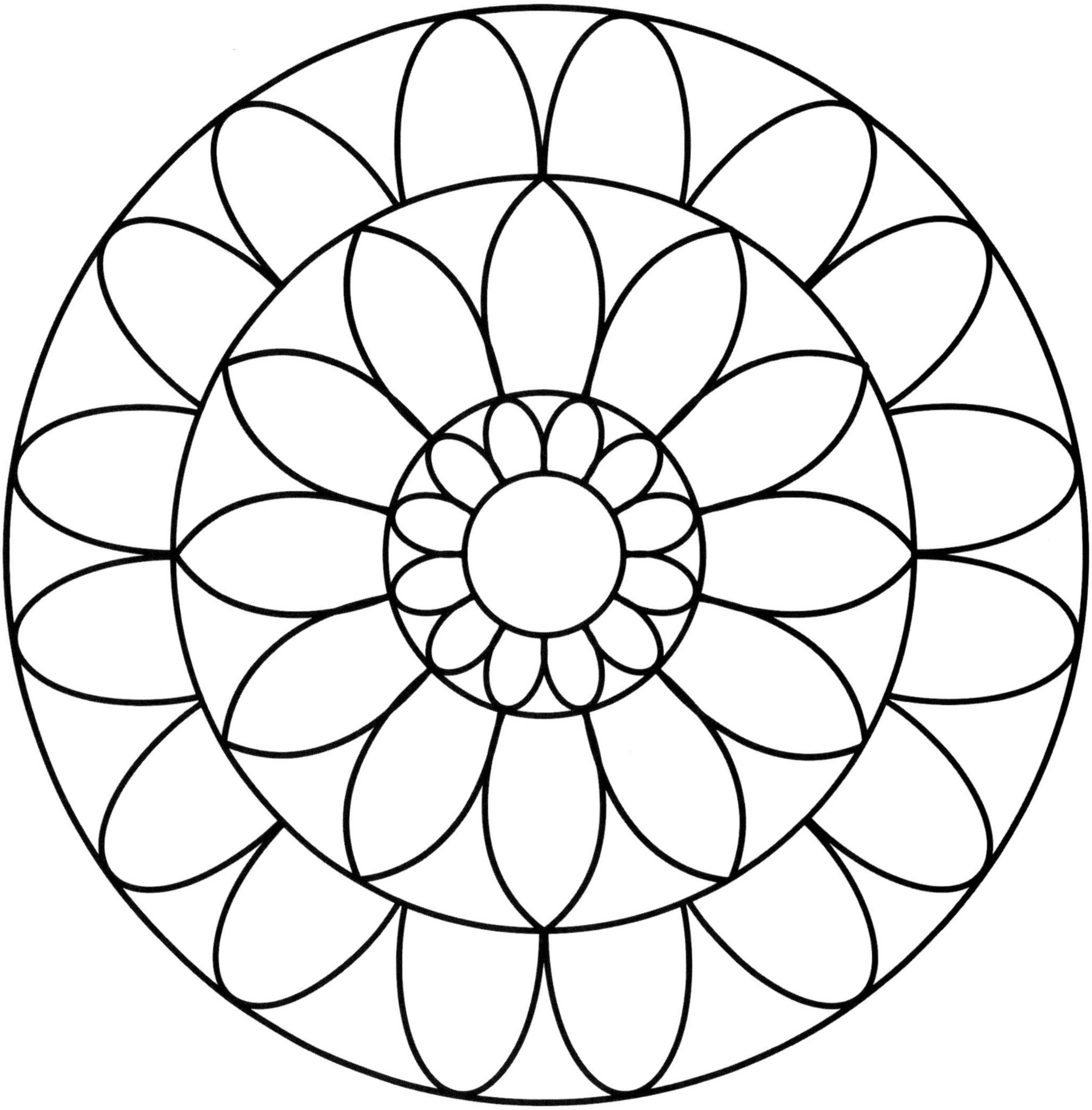

2

색동부채

색동옷에 색동부채를 들고 있으면 모든 것이 색동으로 보입니다.
어릴 때 설날이 되면 색동저고리를 입곤 했습니다.

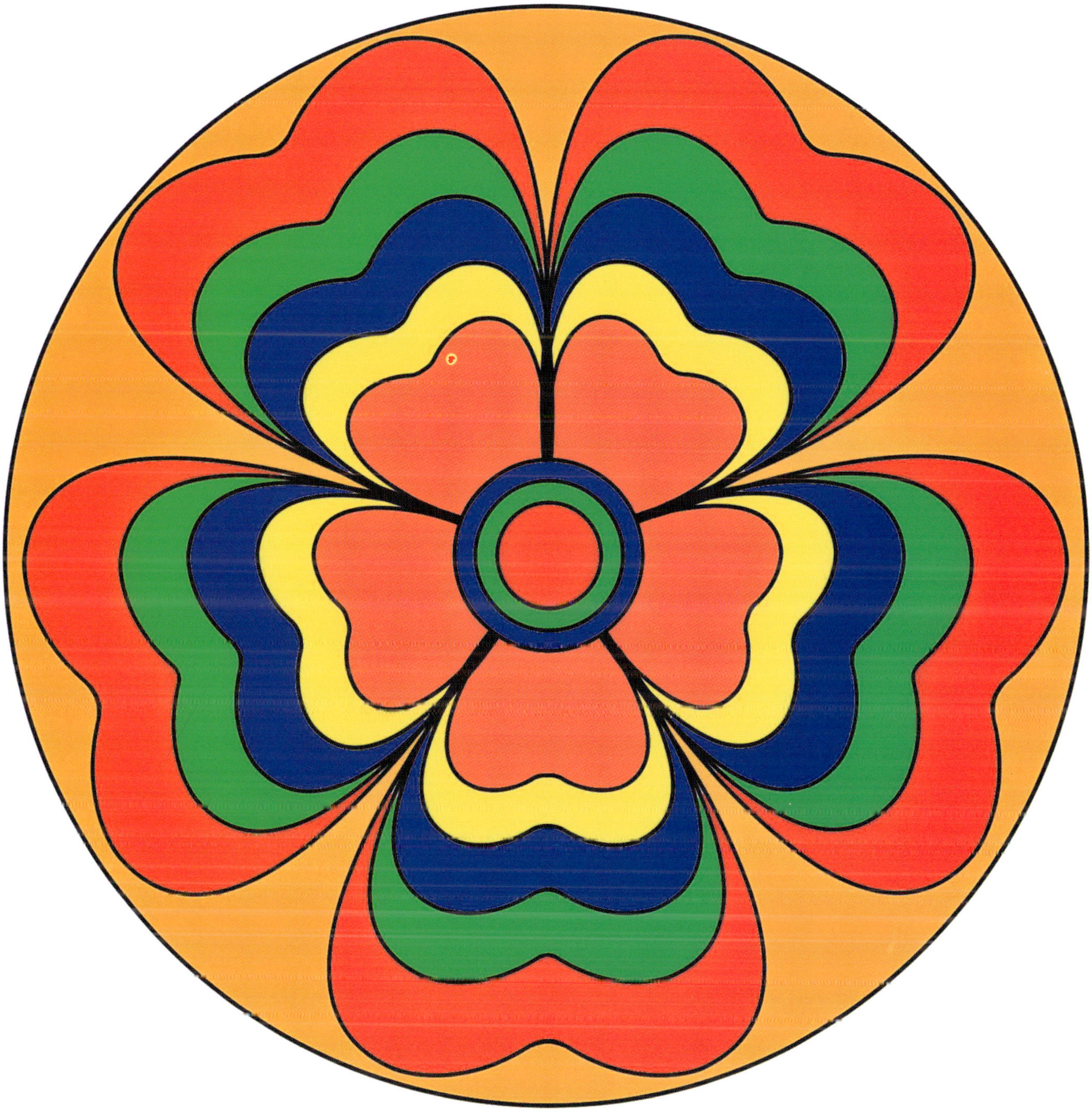

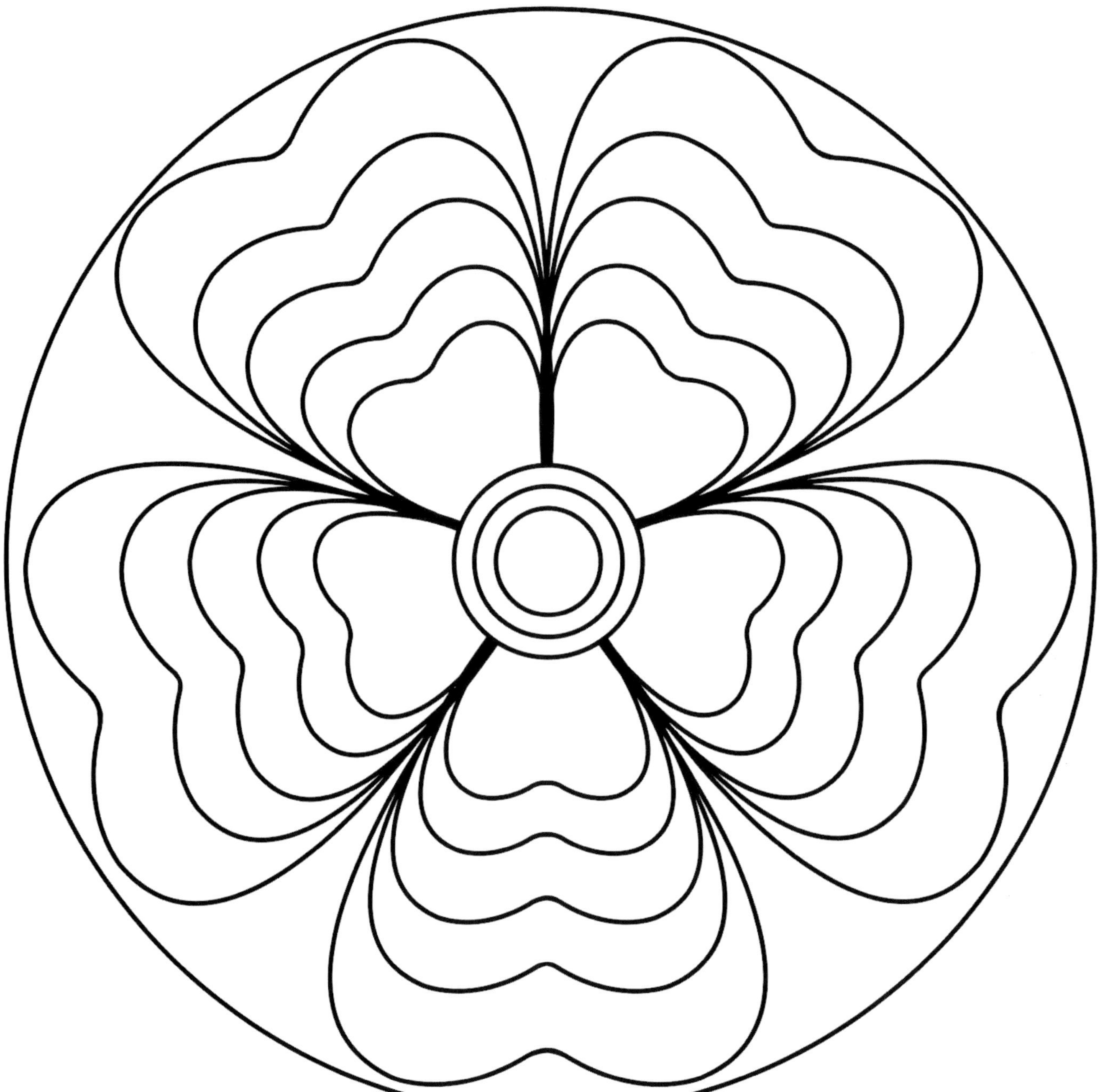

1. 만다라 색칠하기

3
동글이

커다란 동그라미 속에 작은 동그라미, 그 속엔 더 작은 동그라미가 아름다운 색과 함께 펼쳐집니다.

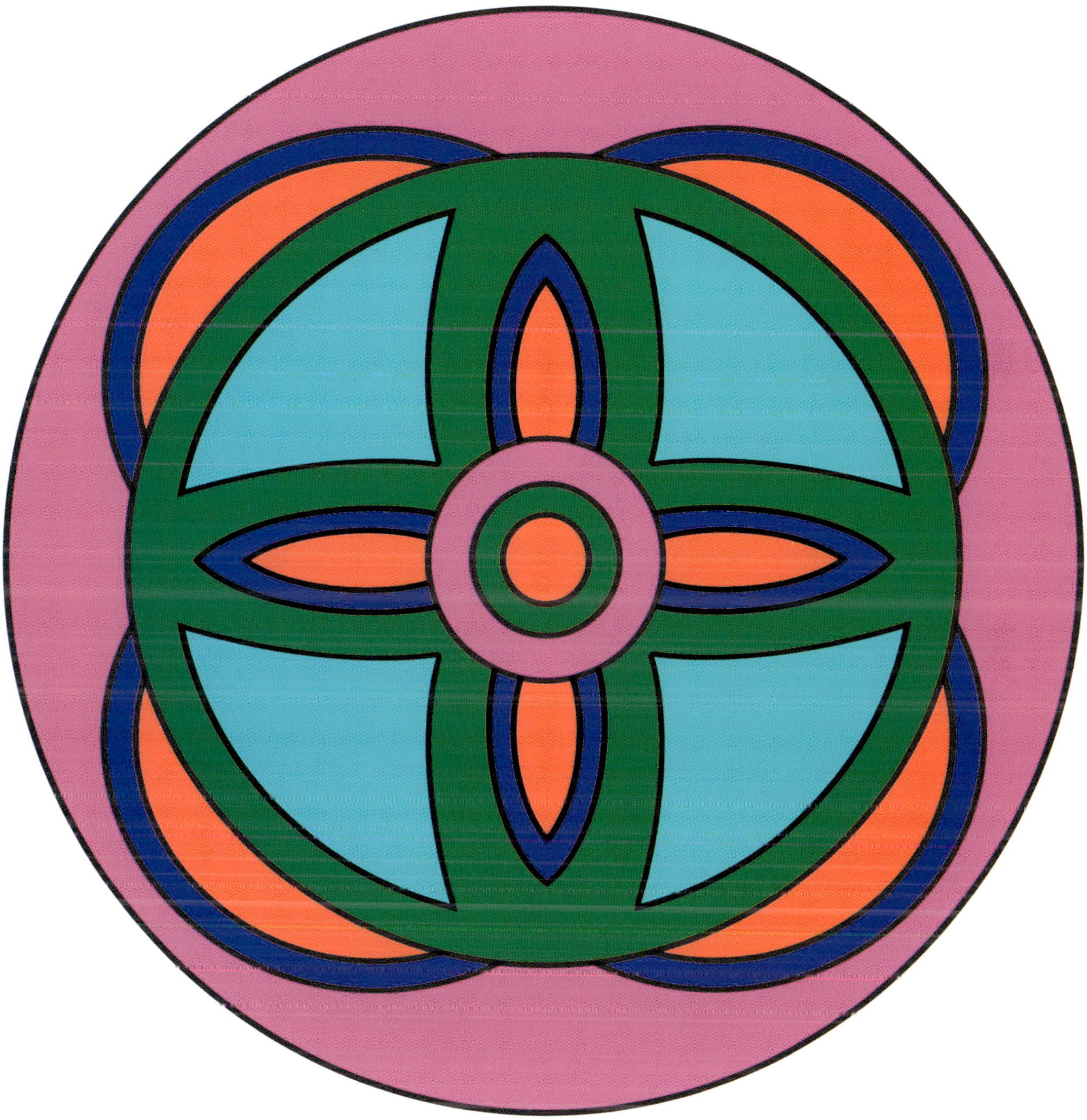

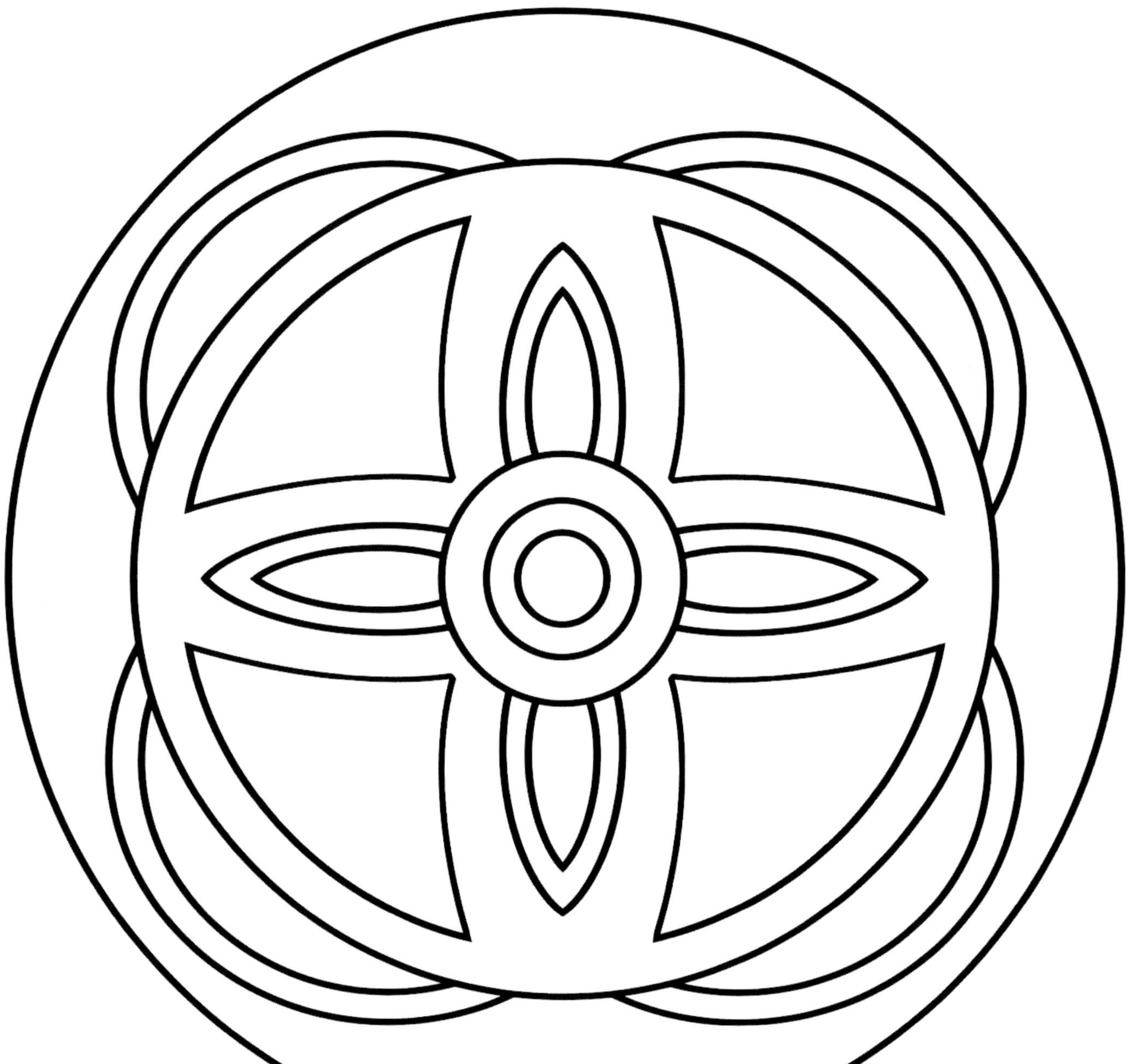

1. 만다라 색칠하기

4
양산

해를 가리는 양산은 여름에 많이 사용합니다.
양산살이 잘 펼쳐져 햇볕을 잘 막을 것 같습니다.

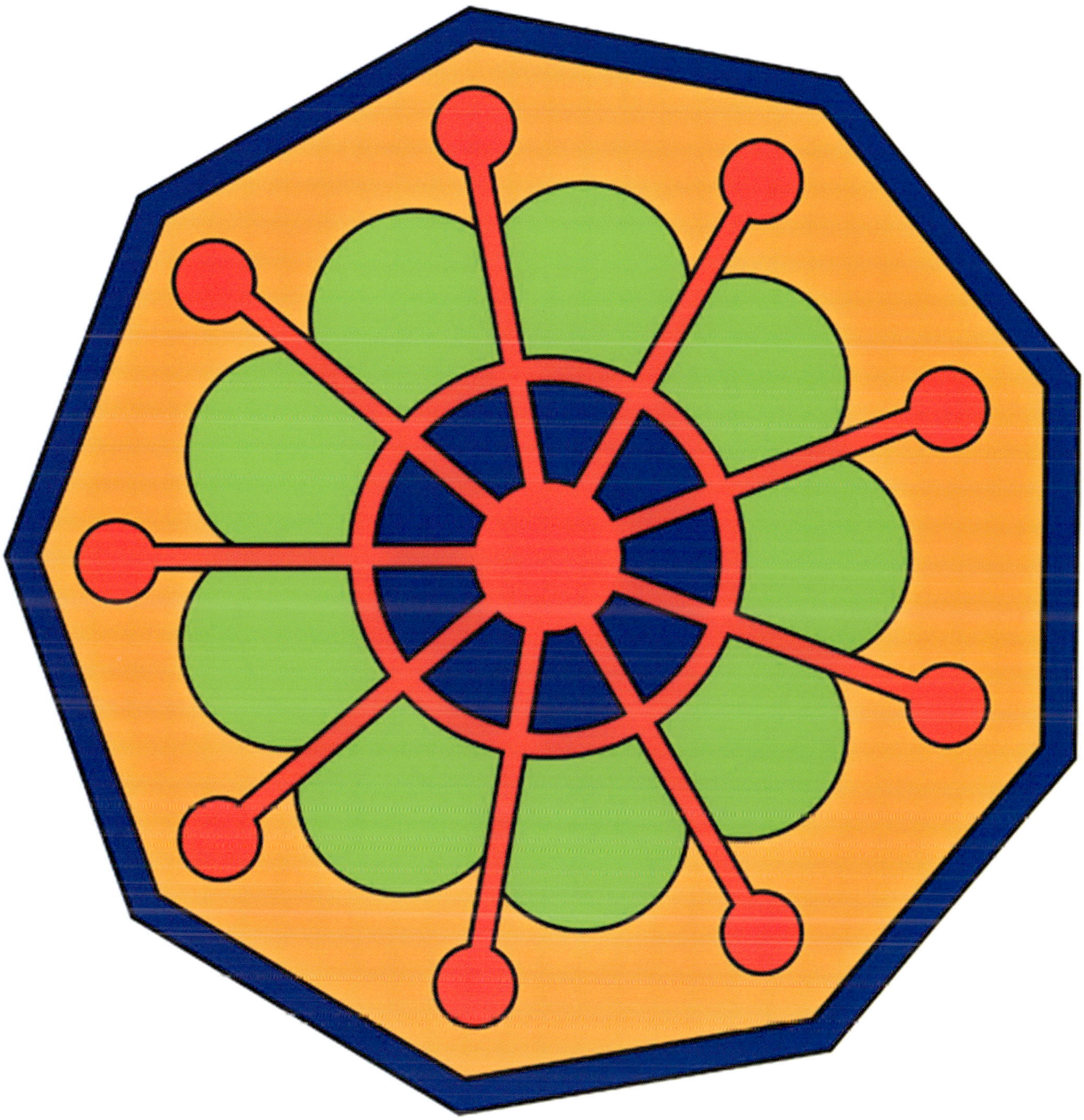

4

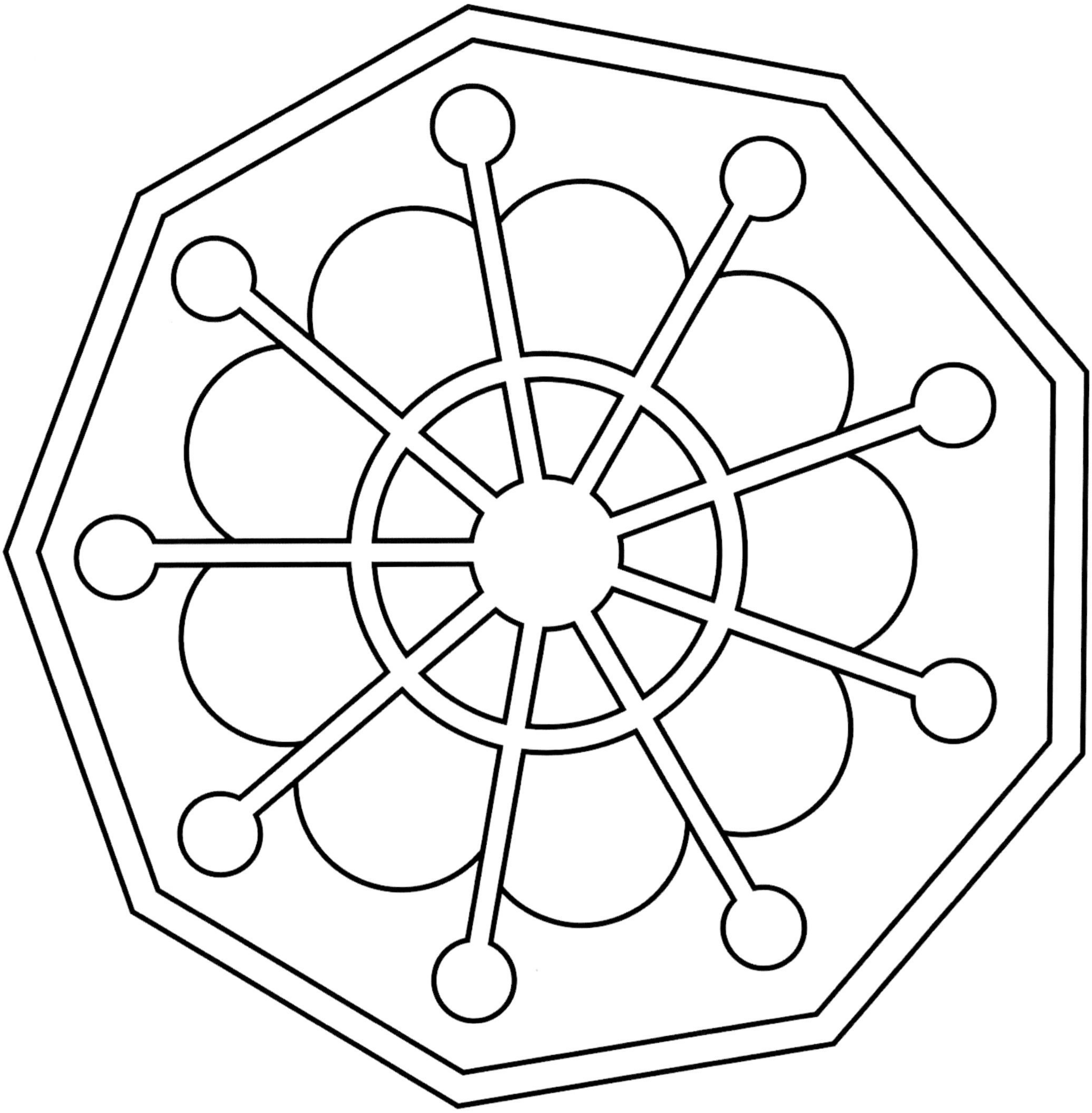

1. 만다라 색칠하기

5

수건돌리기

서로 둥그렇게 모여 앉아 마치 수건돌리기를 하는 형상으로 보여지는 만다라입니다.
옛날에 많이 했던 놀이이지요.

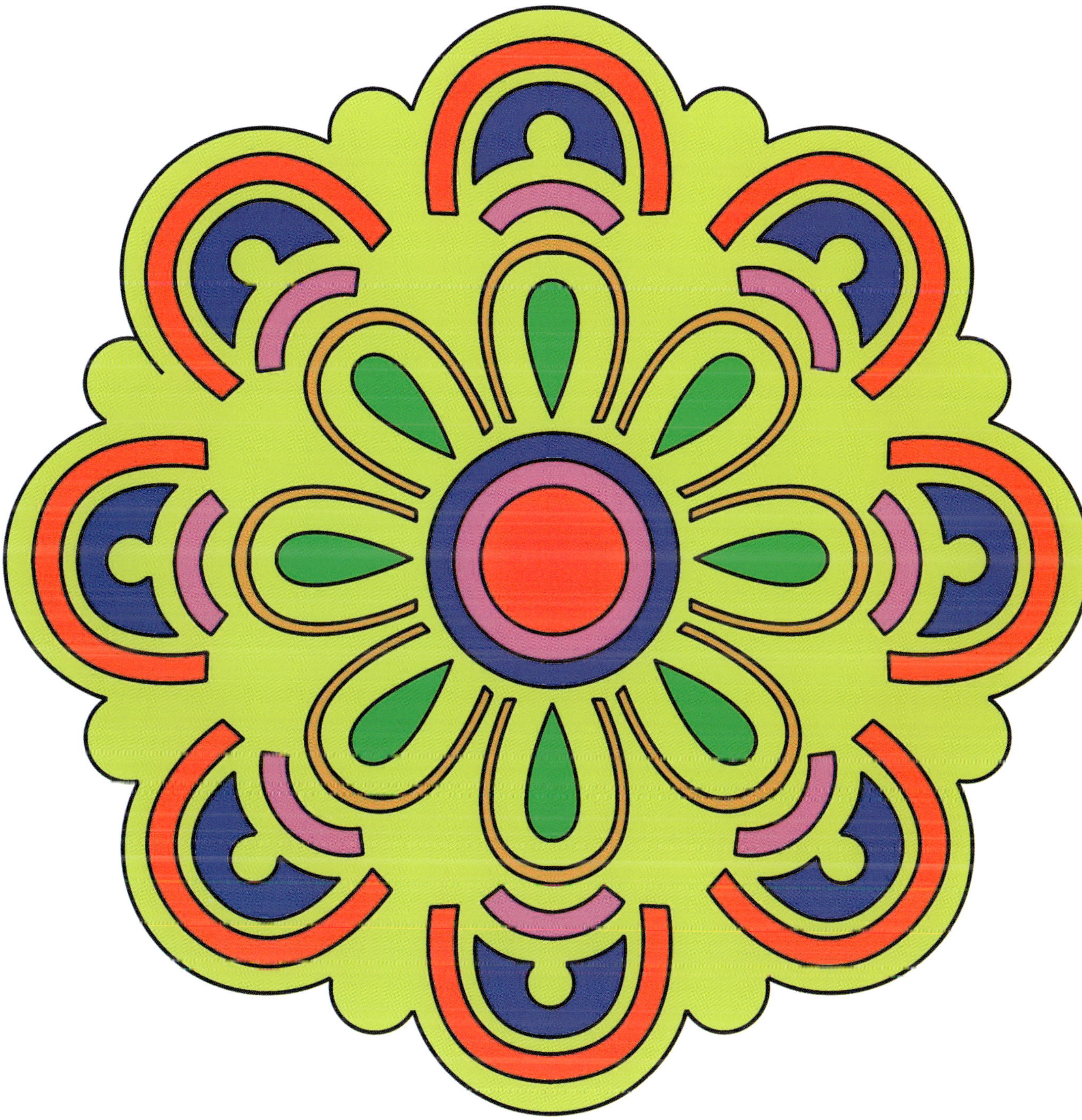

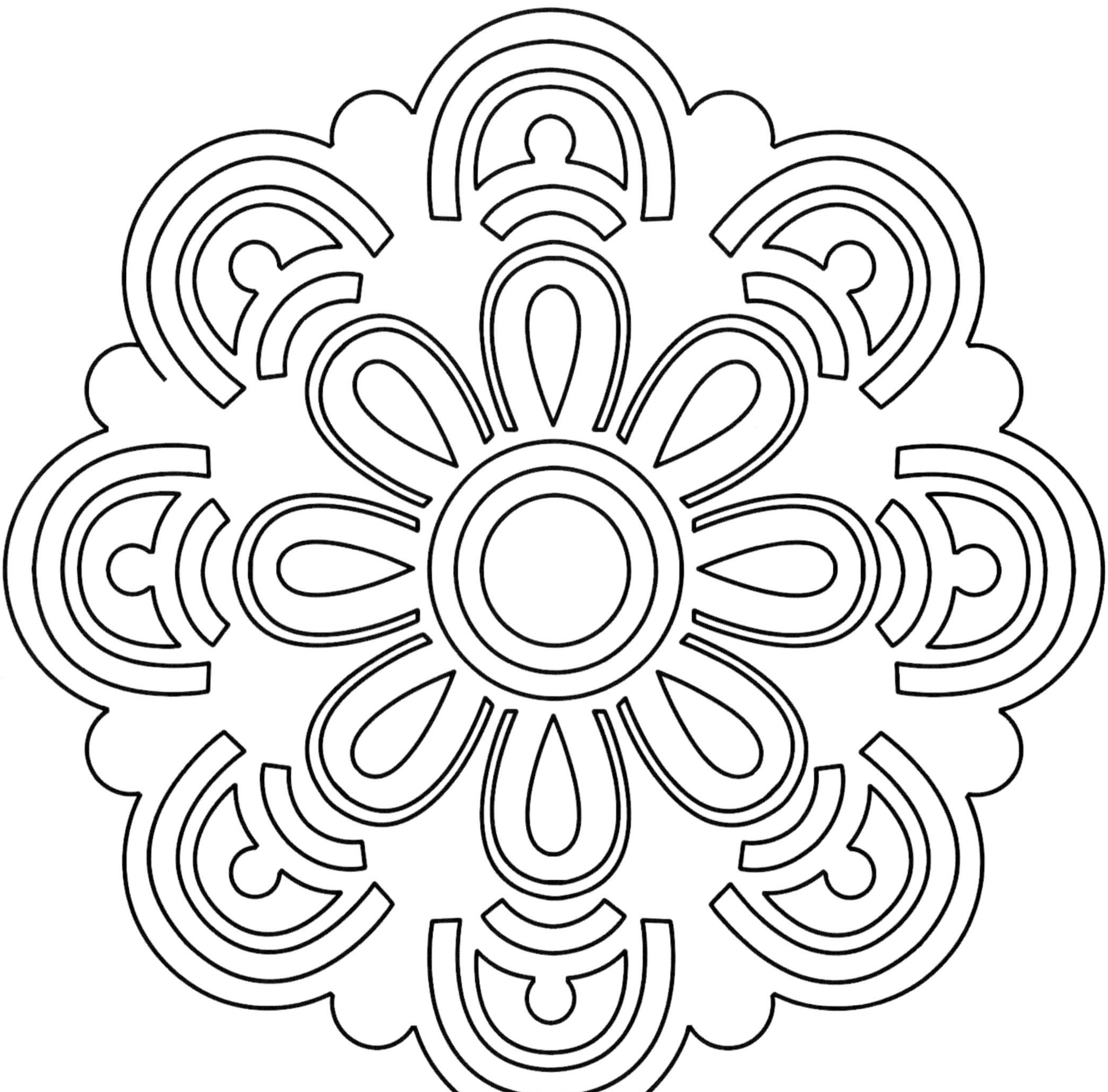

6 4개의 방

큰 원형 속에 마치 방을 4등분한 것처럼 보여지네요. 사람들이 팔을 뻗어 쉬고 있는 듯한 모습입니다.

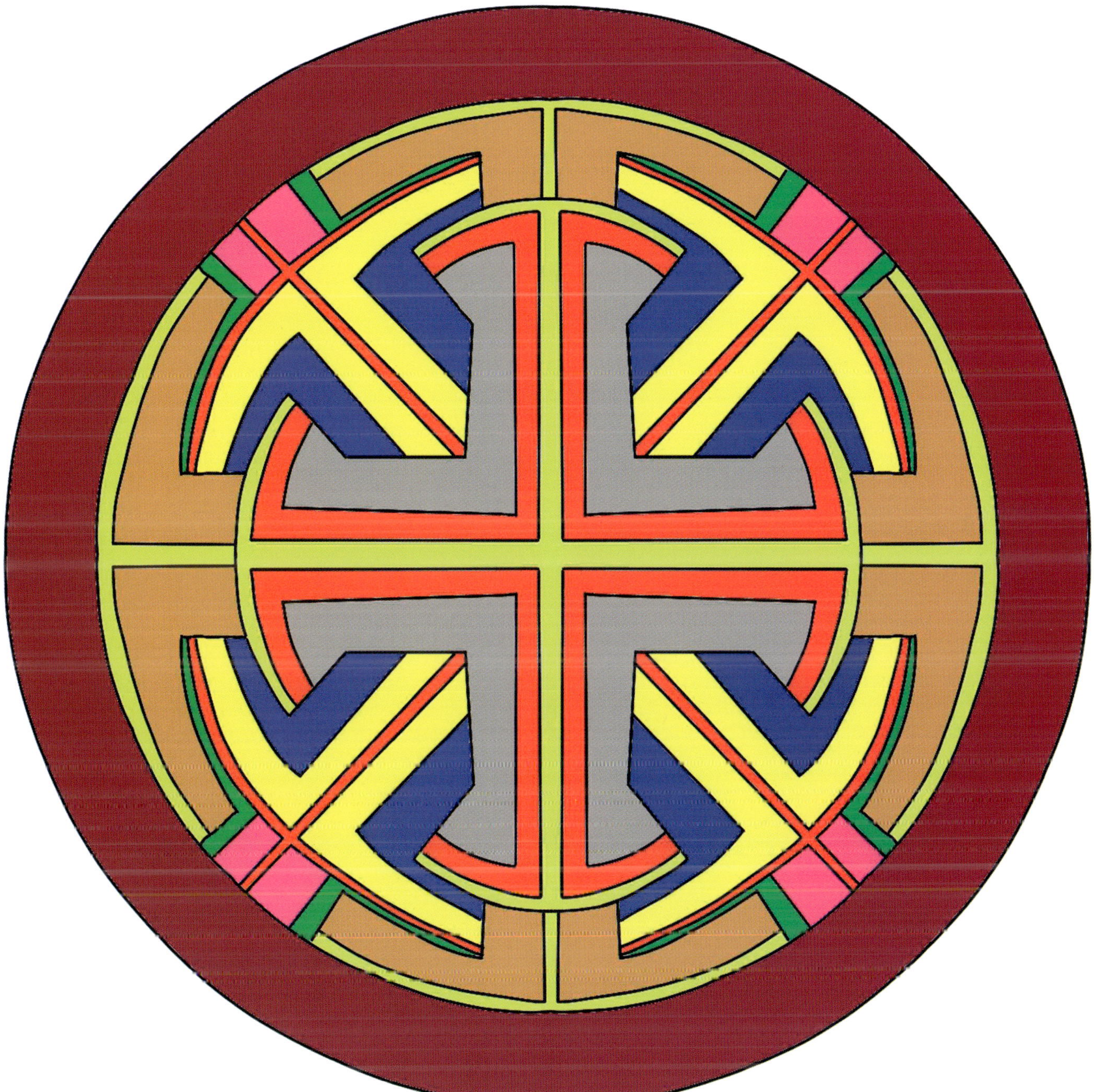

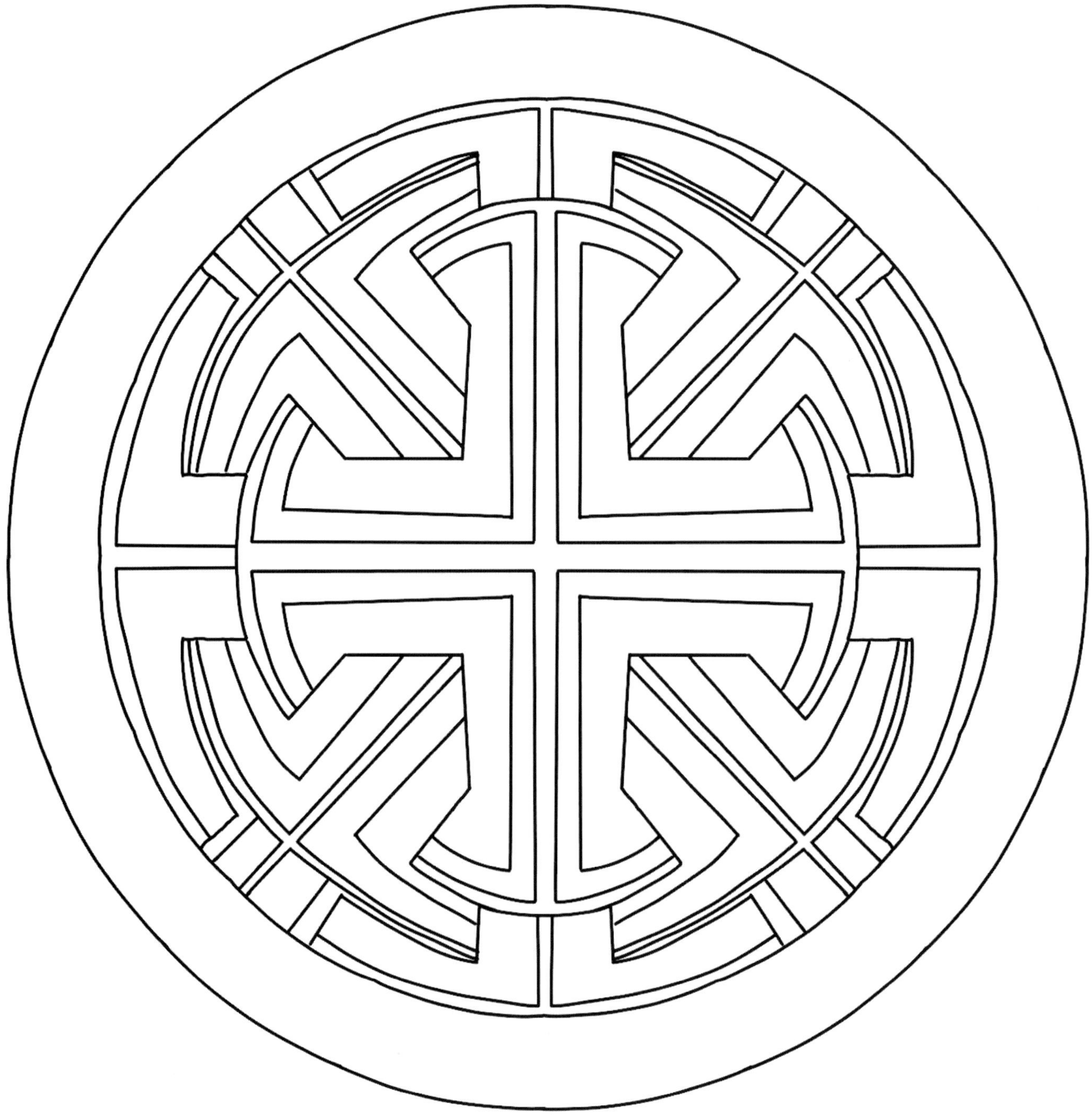

1. 만다라 색칠하기

7 우주여행

로켓을 타고 우주여행을 합니다. 환상적인 은하수가 어지럽습니다.

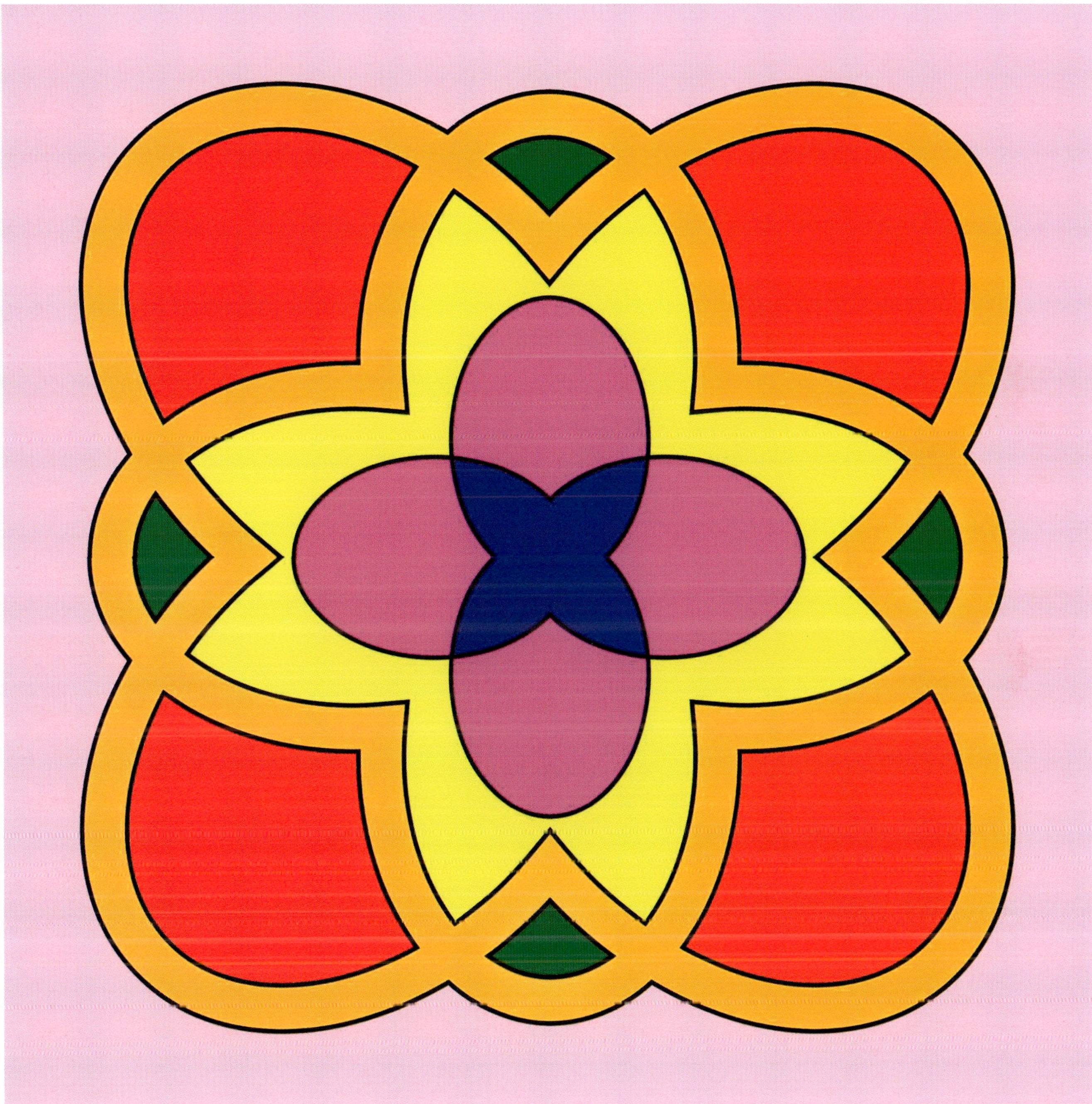

7

선들을 대칭이 되게 그려보세요.
약한 선들이 보입니다. 따라서 그리면 대칭의 그림이 됩니다.
그림이 그려진 뒤 색을 칠해보세요.

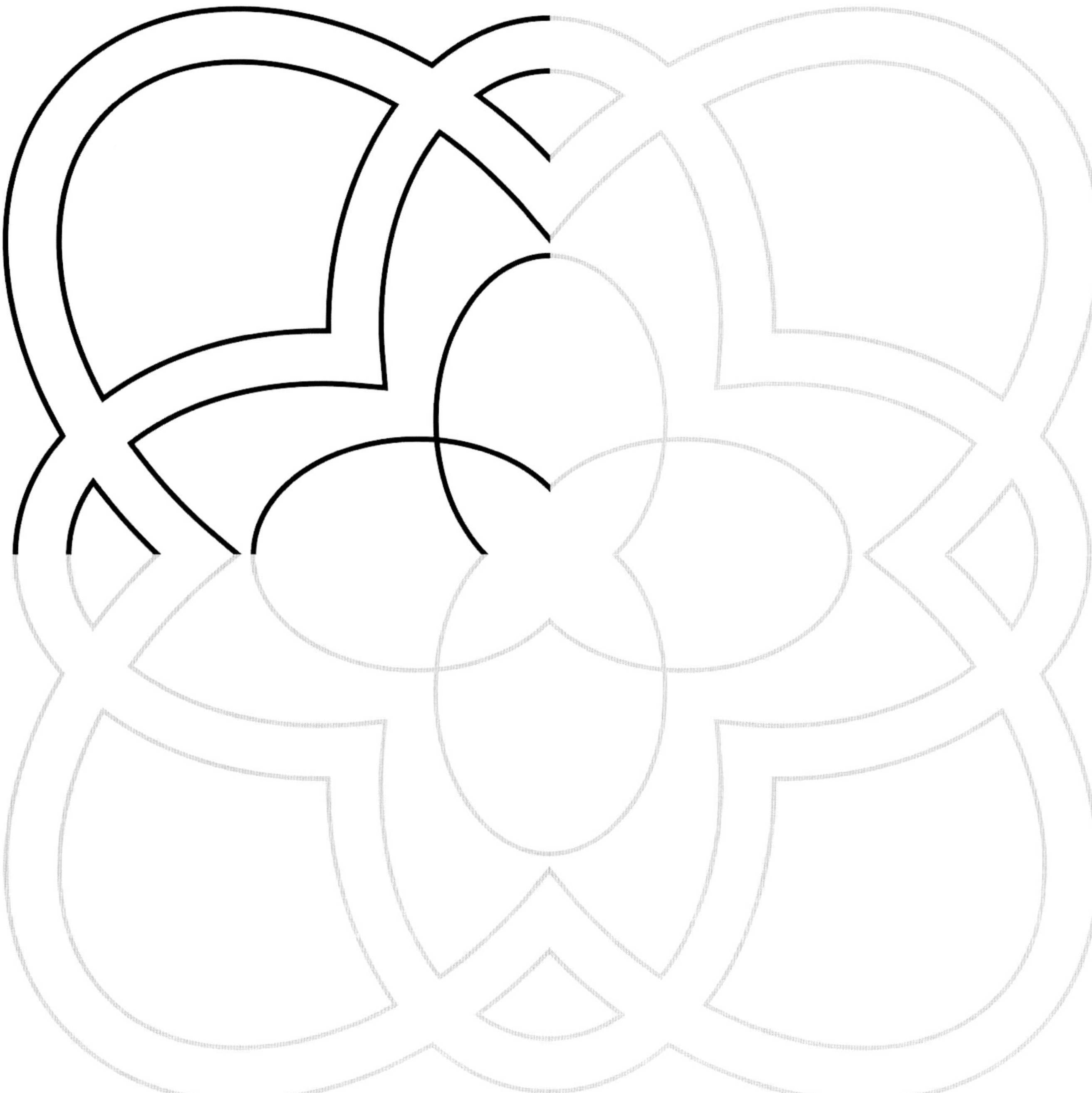

1. 만다라 색칠하기

8

초록이

초록잎이 하나씩 자라나 색이 짙어집니다.

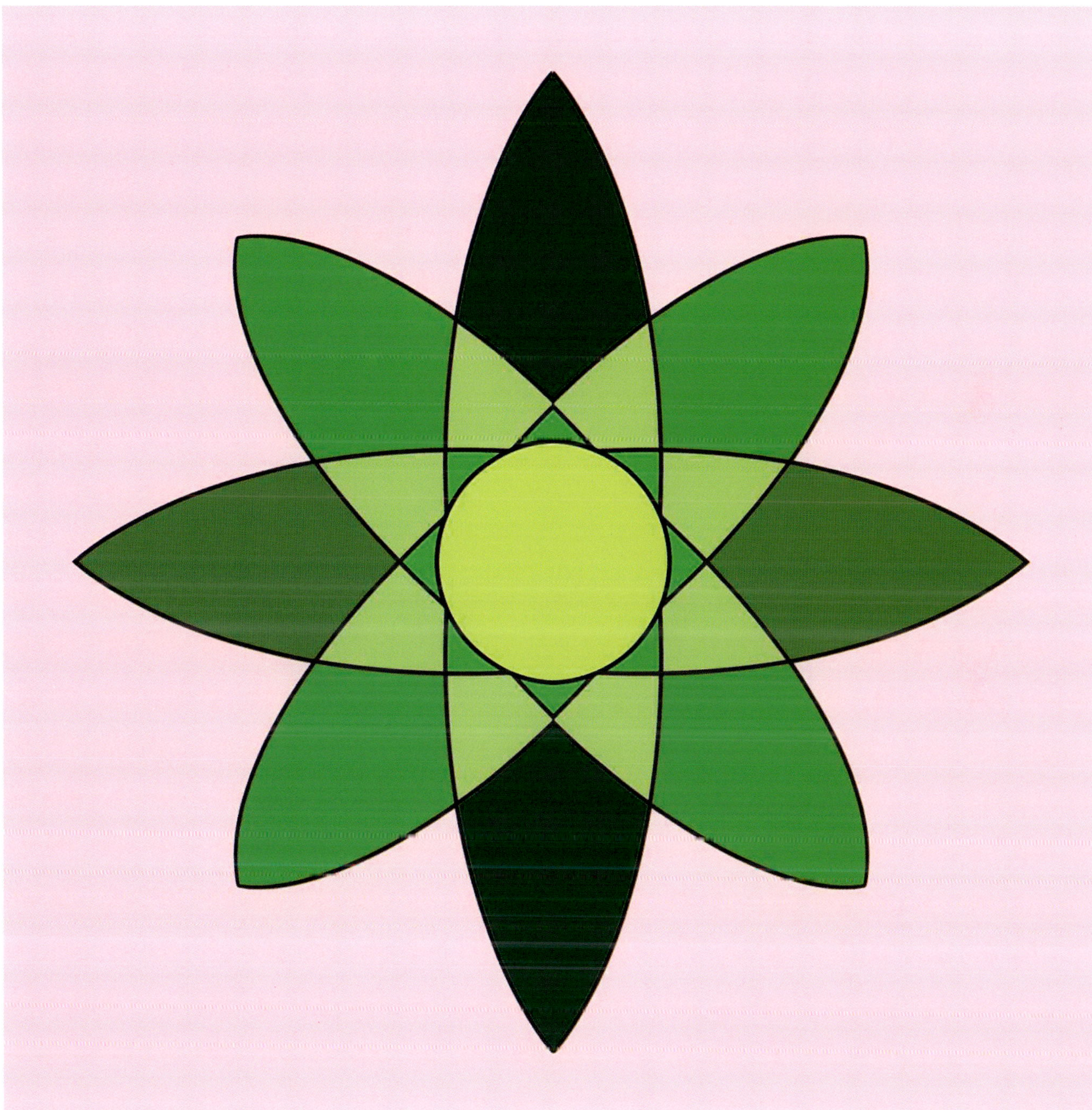

선들을 대칭이 되게 그려보세요.
약한 선들이 보입니다. 따라서 그리면 대칭의 그림이 됩니다.
그림이 그려진 뒤 색을 칠해보세요.

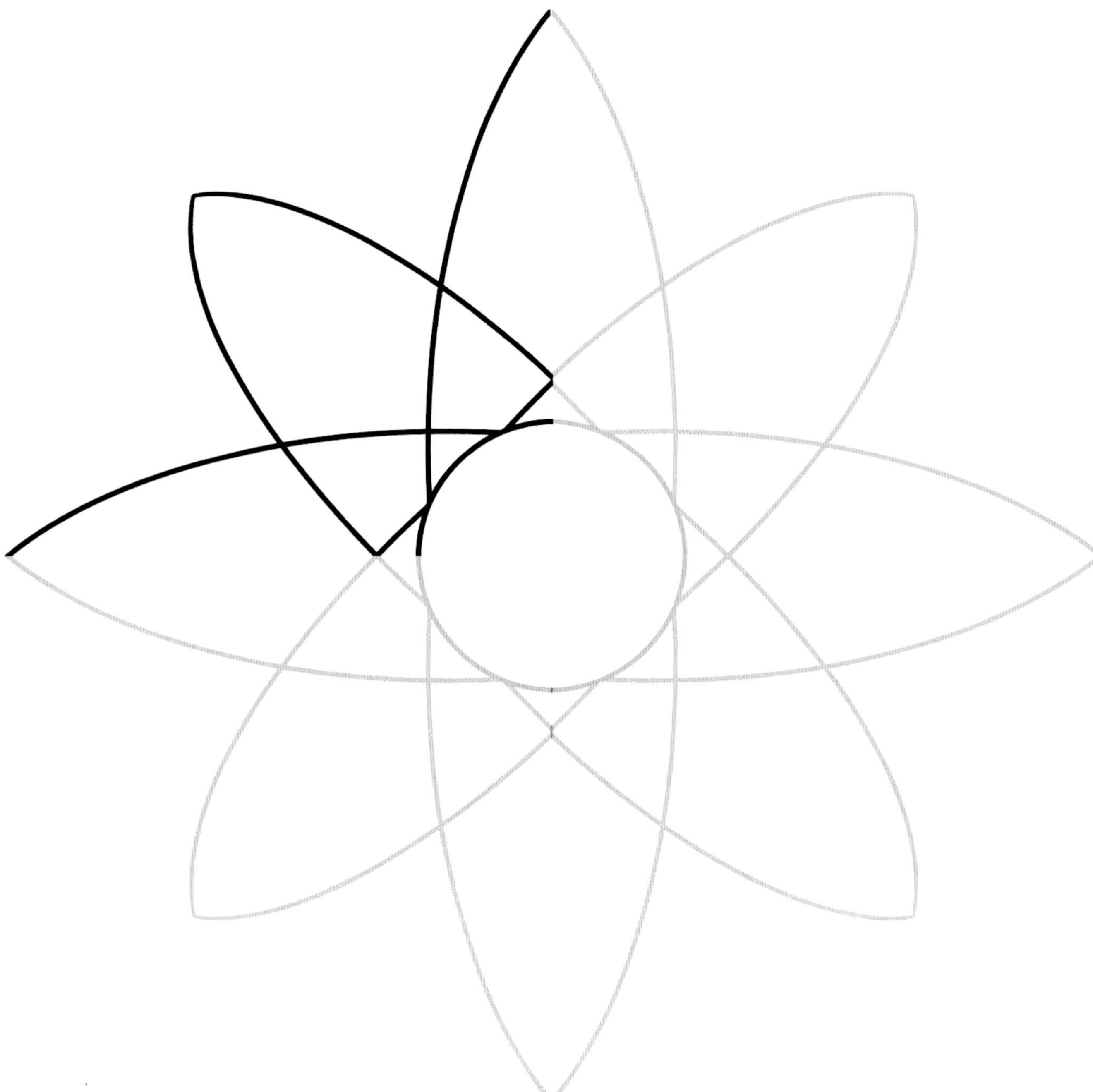

1. 만다라 색칠하기

9 다이아몬드

동글이와 길쭉이가 다양한 색을 내는 것이 다이아몬드 같네요.

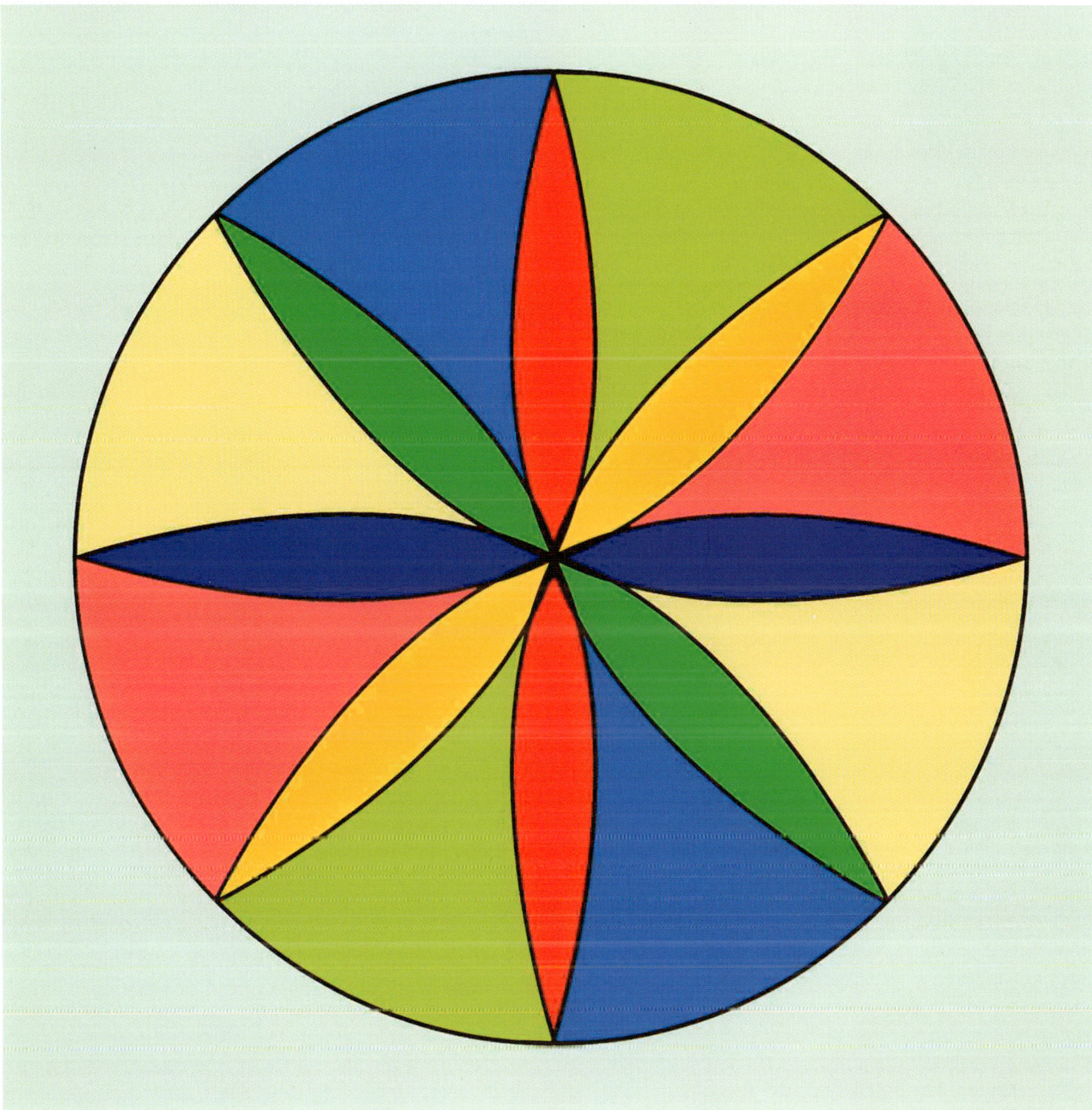

선들을 대칭이 되게 그려보세요.

약한 선들이 보입니다. 따라서 그리면 대칭의 그림이 됩니다.

그림이 그려진 뒤 색을 칠해보세요.

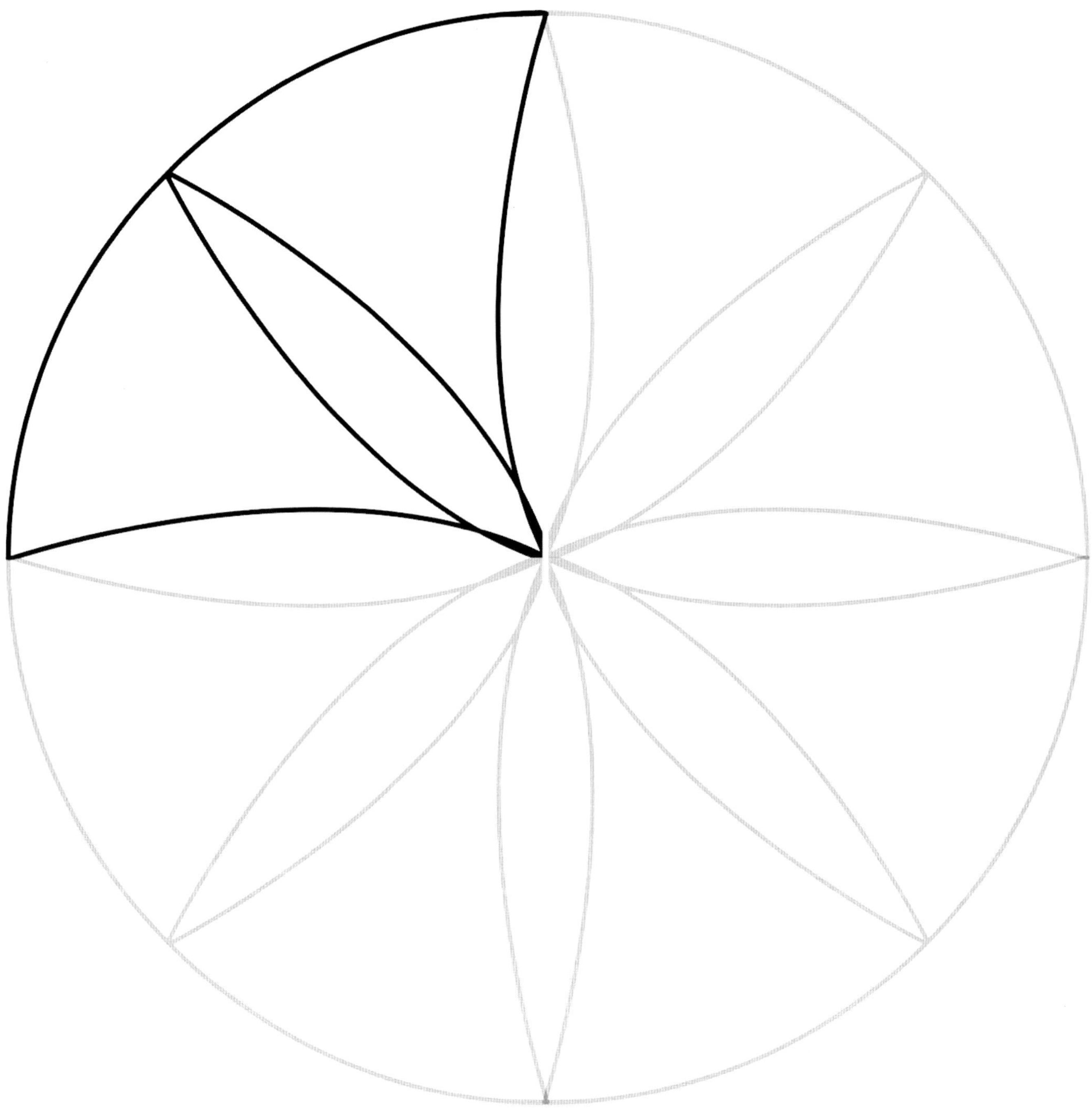

10

꽃밭 속의 빨간 보석

둥근 꽃밭에 많은 꽃들이 피었습니다. 빨간 보석은 누가 놓고 갔을까요?

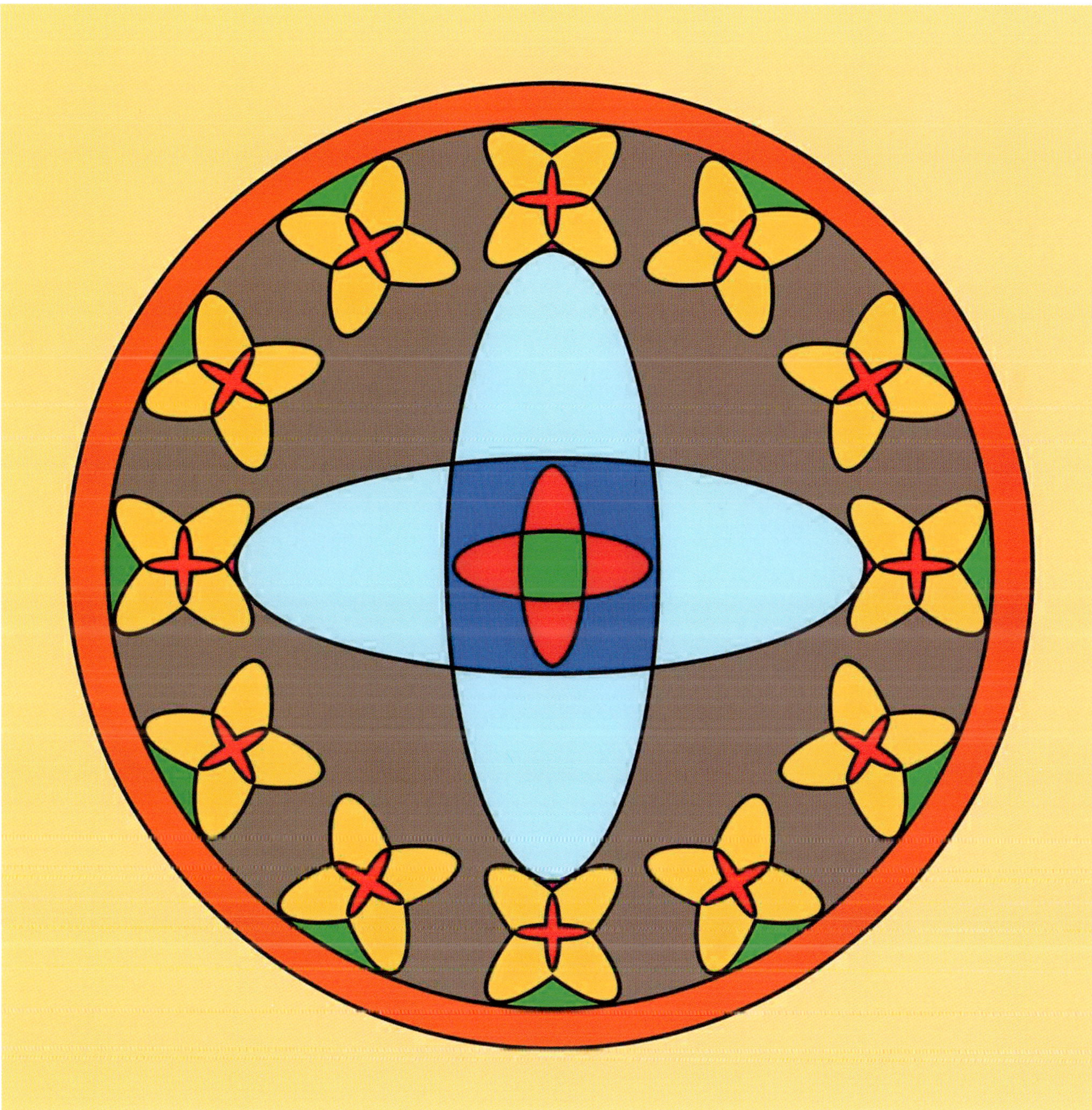

선들을 대칭이 되게 그려보세요.

약한 선들이 보입니다. 따라서 그리면 대칭의 그림이 됩니다.

그림이 그려진 뒤 색을 칠해보세요.

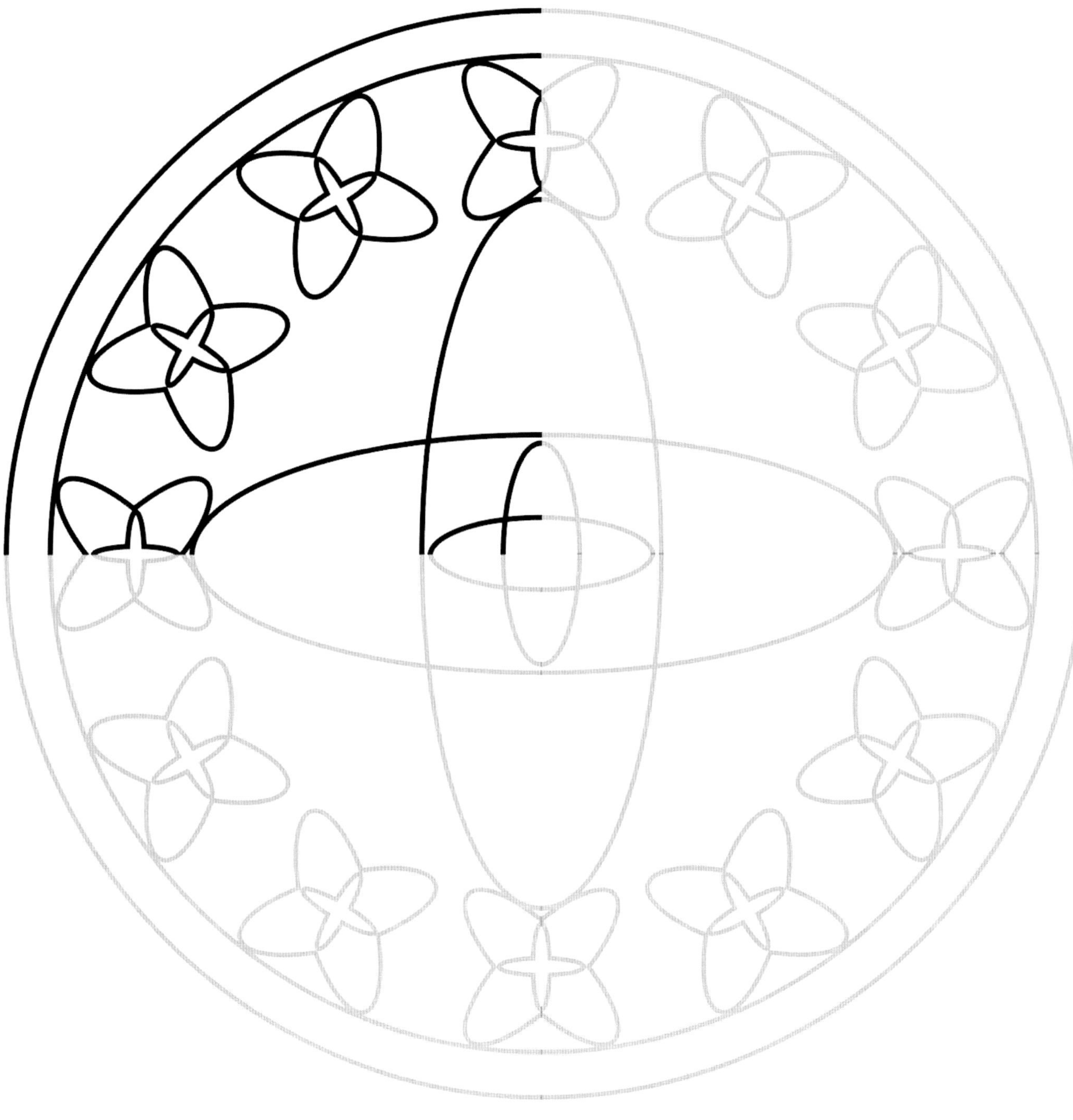

11

무궁화 한사랑

무궁화는 우리나라 국화입니다. '섬세한 아름다움' 이란 꽃말을 가지고 있습니다.
무궁화는 많은 종류가 있습니다. 우리나라를 사랑하는 '한사랑' 이란 이름을 가진 무궁화입니다.

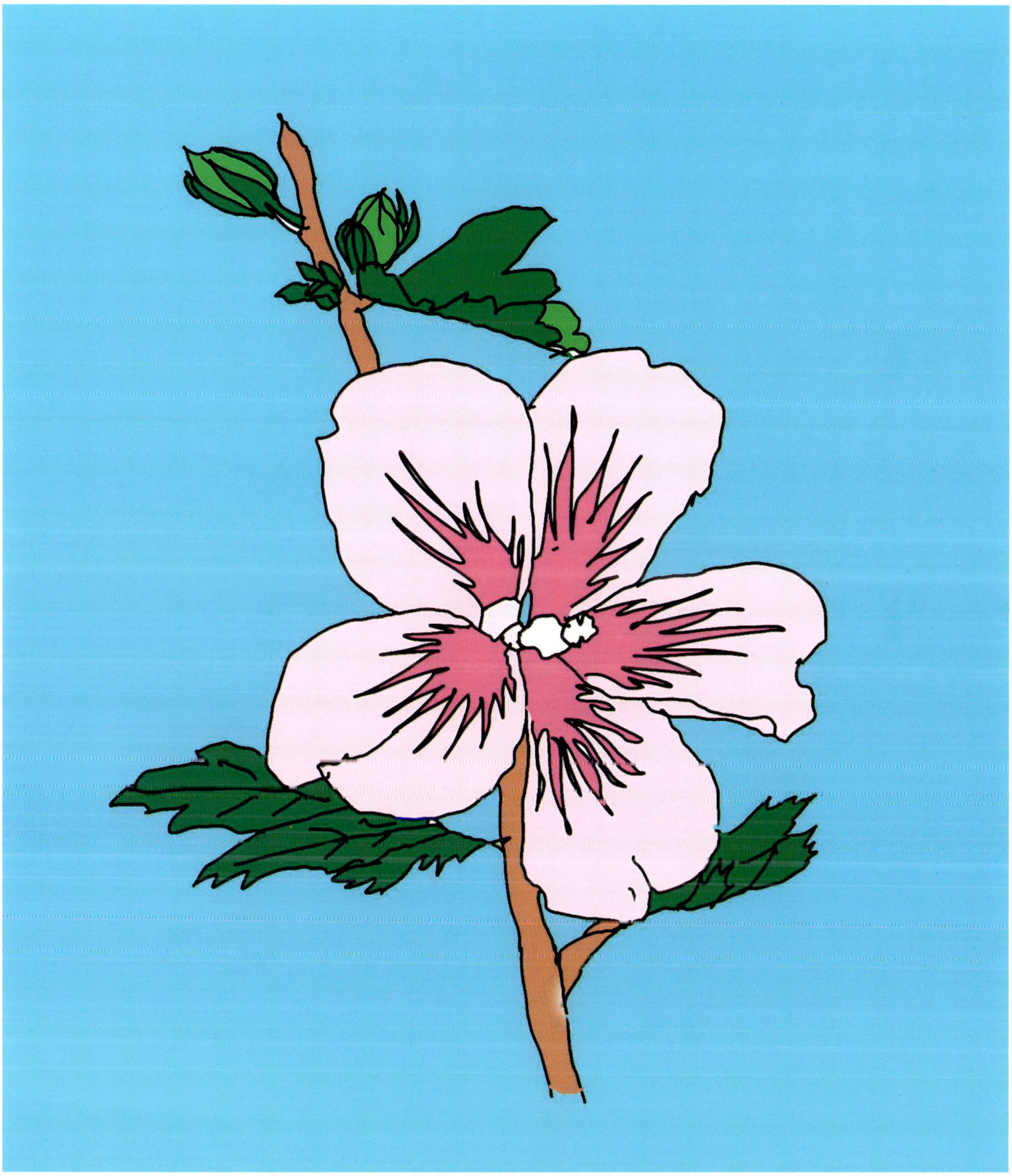

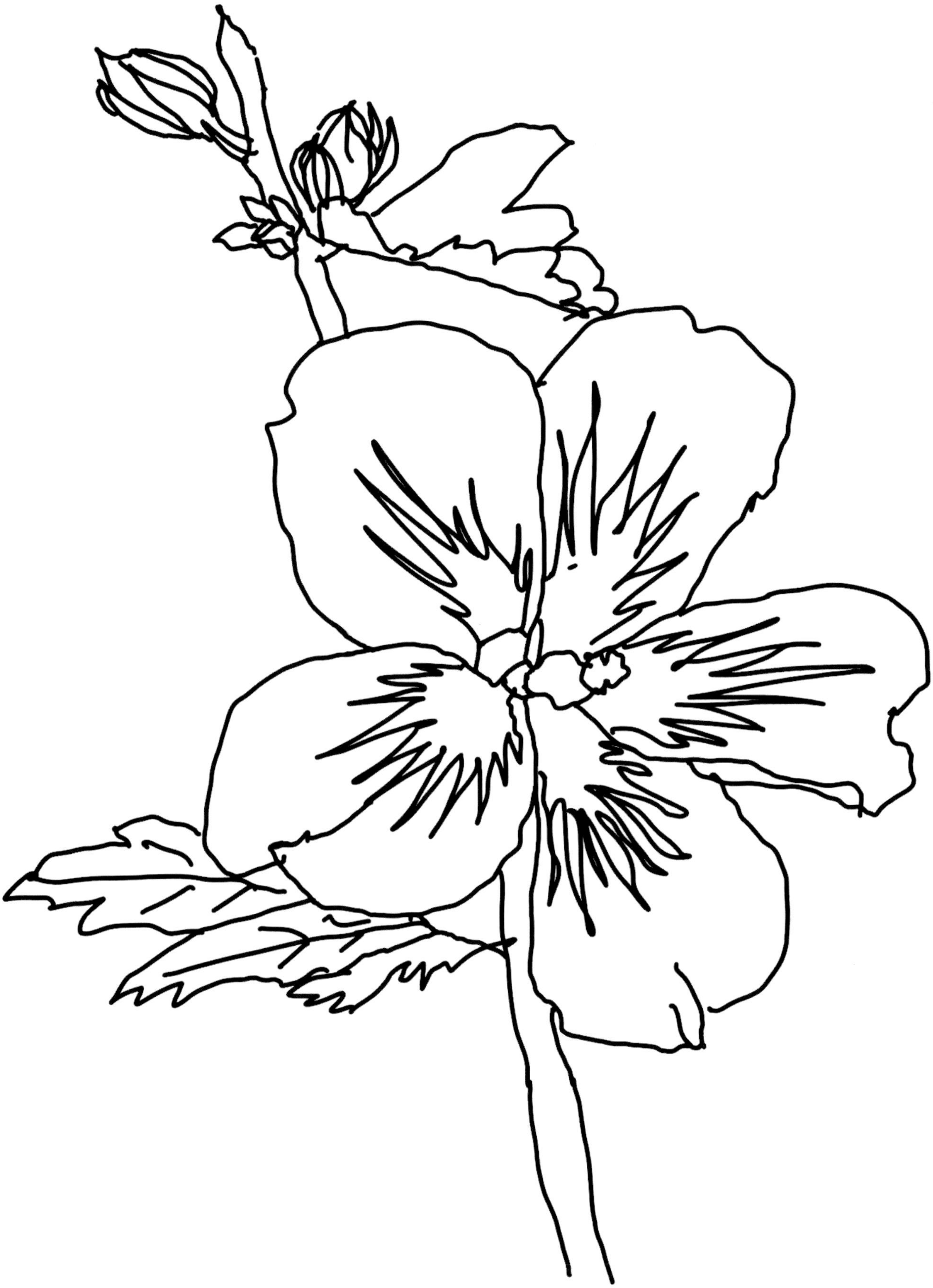

12

무궁화 화합

우리 민족을 하얀 흰옷을 입는다고 백의민족이라 부릅니다.
꽃잎이 하얀 이 무궁화는 우리 민족의 화합을 바라듯이 '화합' 이라고 부릅니다.

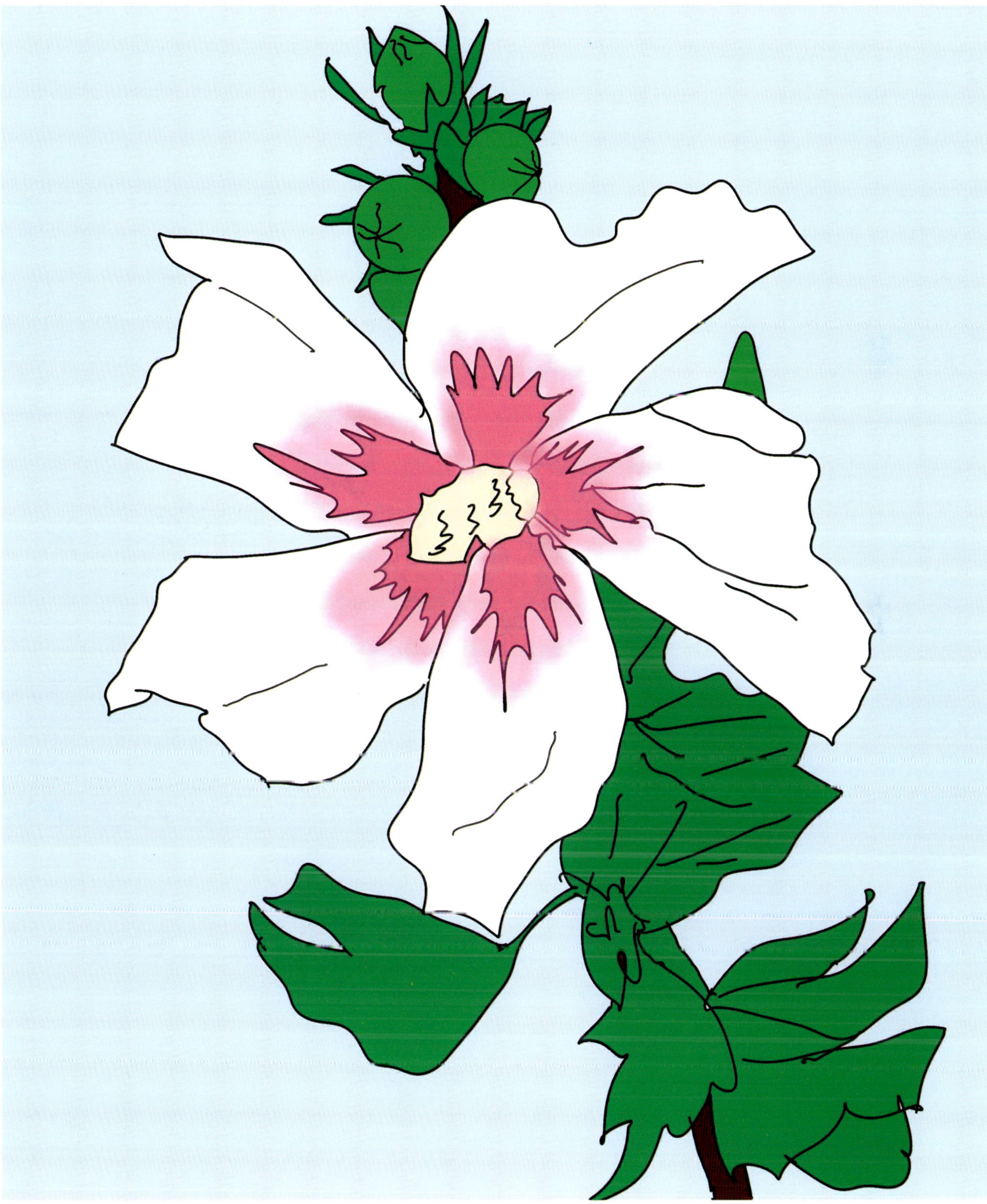

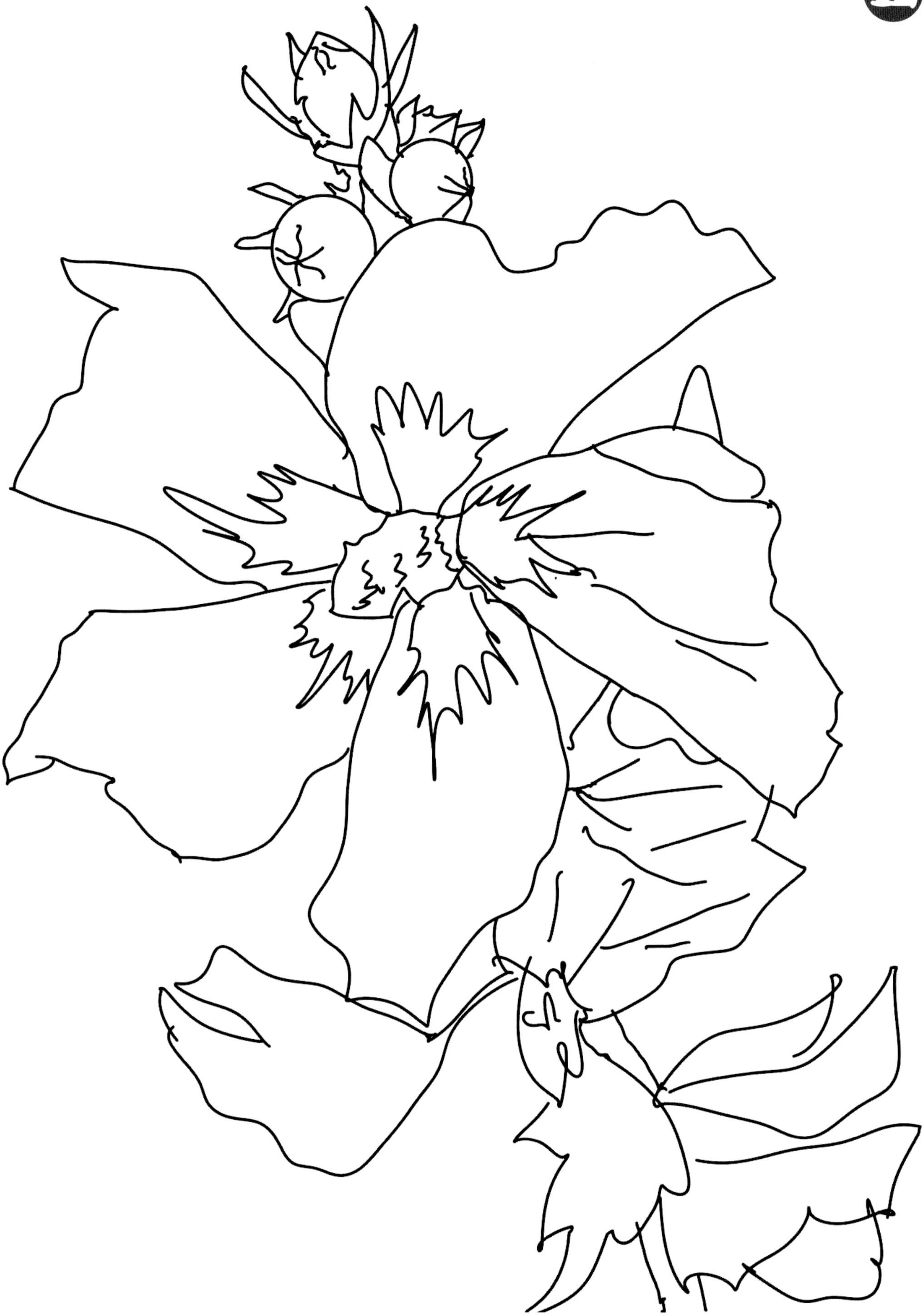

2. 꽃 그림 색칠하기

13 민들레

민들레는 우리 주변에서 흔히 볼 수 있는 꽃입니다.
'민들레 홀씨 되어~' 라는 노래가 흥얼거려집니다. 색을 칠하며 노래를 찾아 불러가며 색을 칠해보세요. '행복', '감사의 마음' 이란 꽃말이 있습니다.

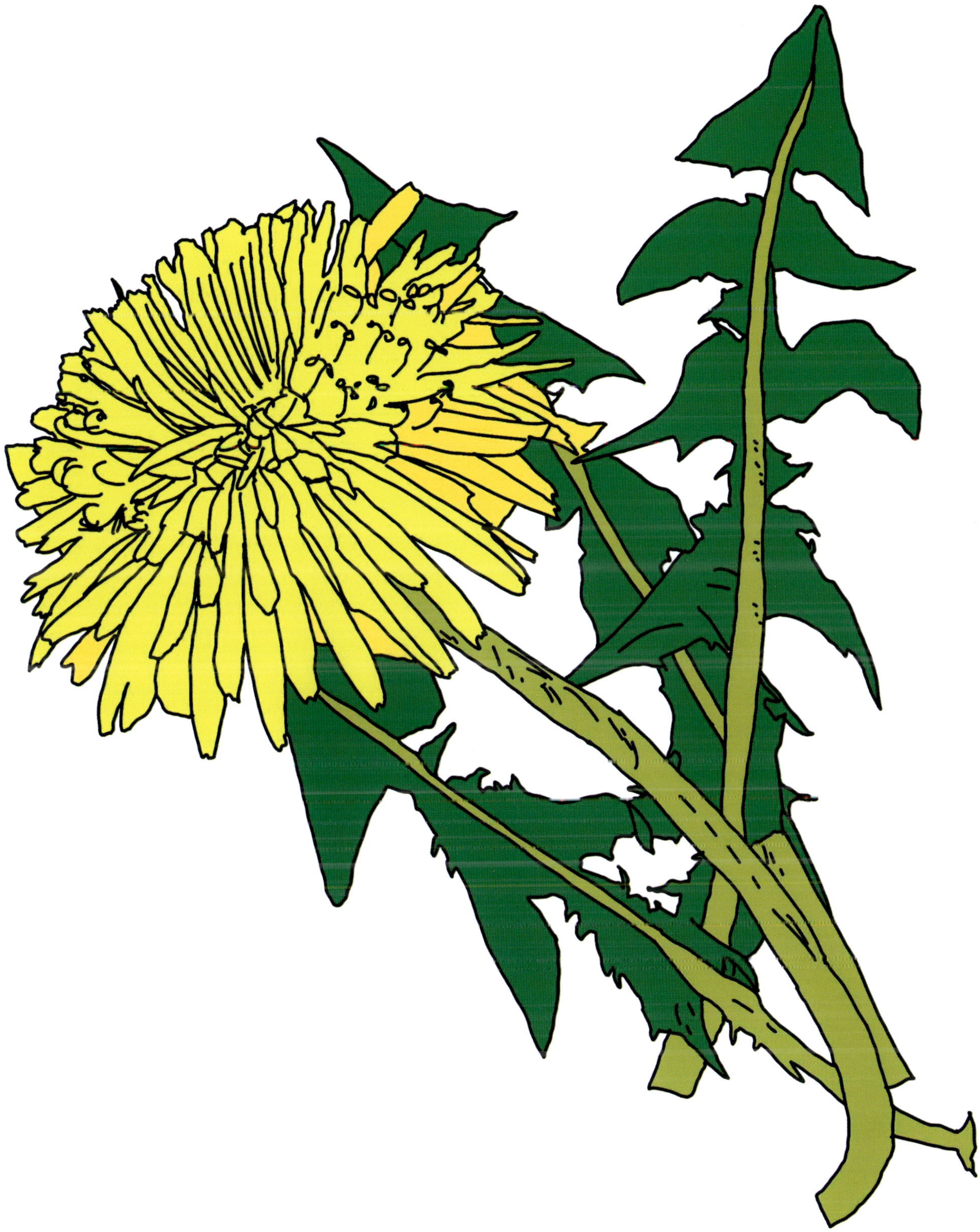

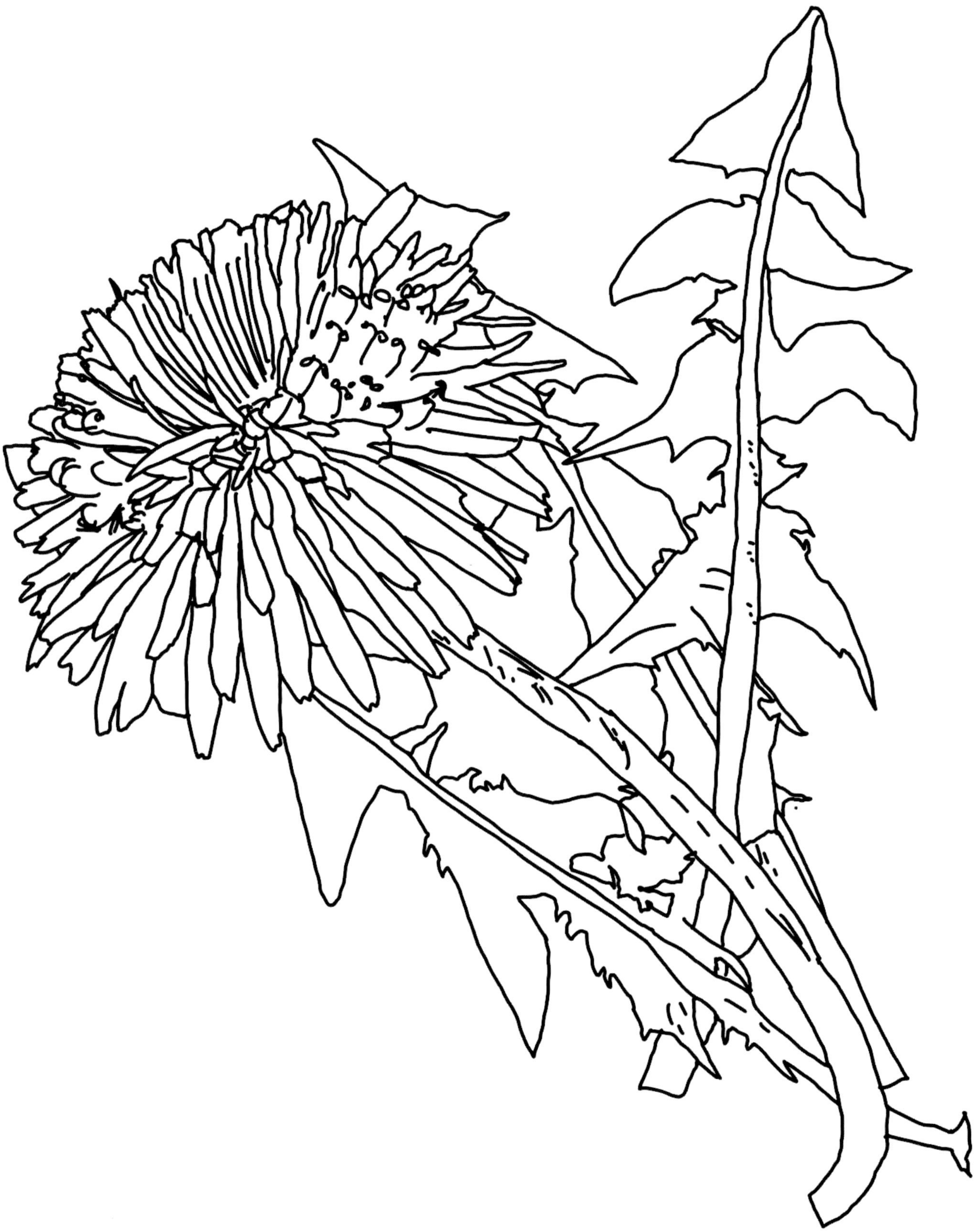

2. 꽃 그림 색칠하기

14 개나리

우리나라는 봄이 되면 '희망' 이란 꽃말을 가진 개나리가 온 나라를 노랗게 물들입니다. 앙상한 가지에서 노랗게 핀 개나리는 막 잠에서 깨어난 것처럼 말똥말똥 꽃잎이 활짝 핍니다.

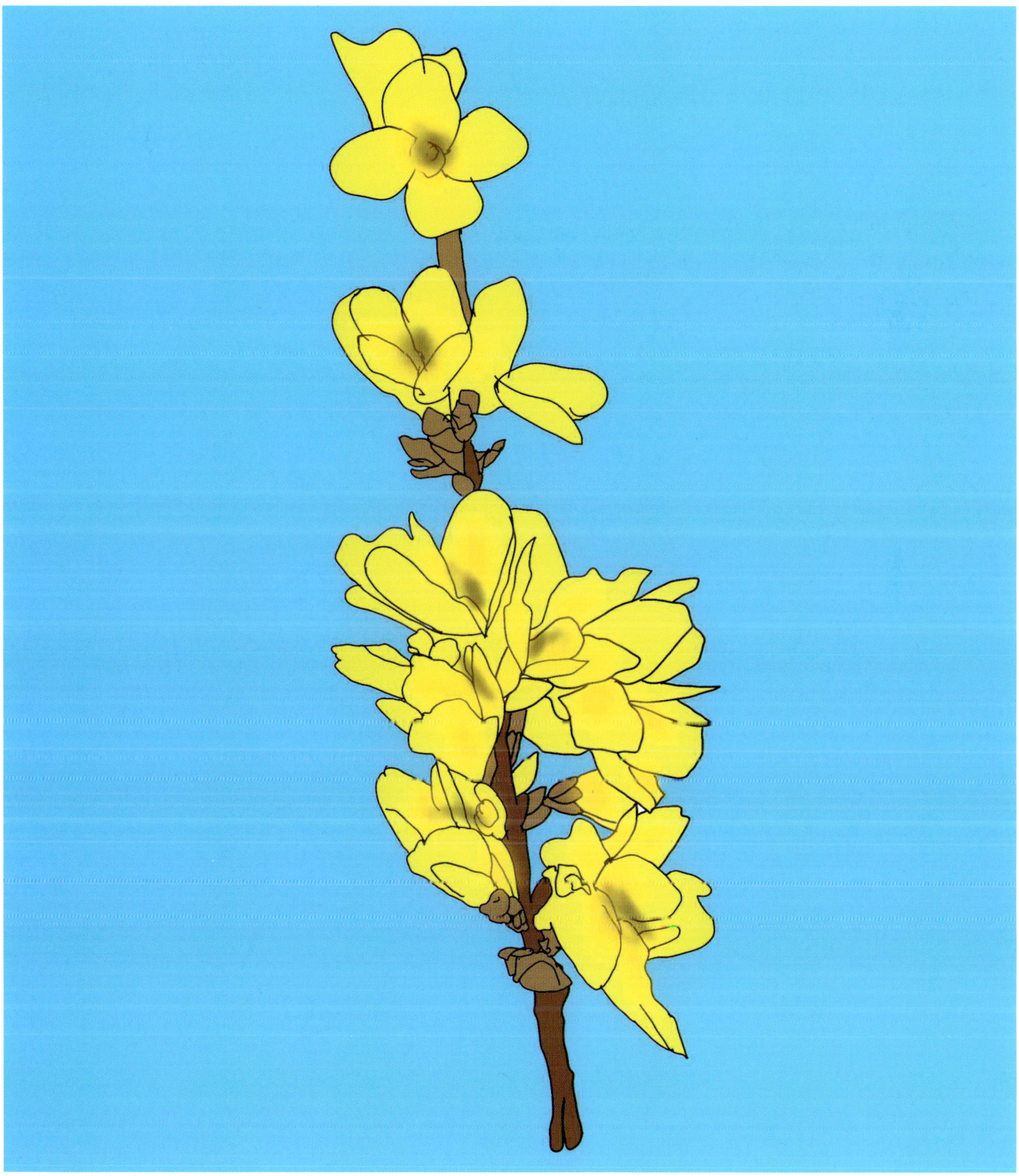

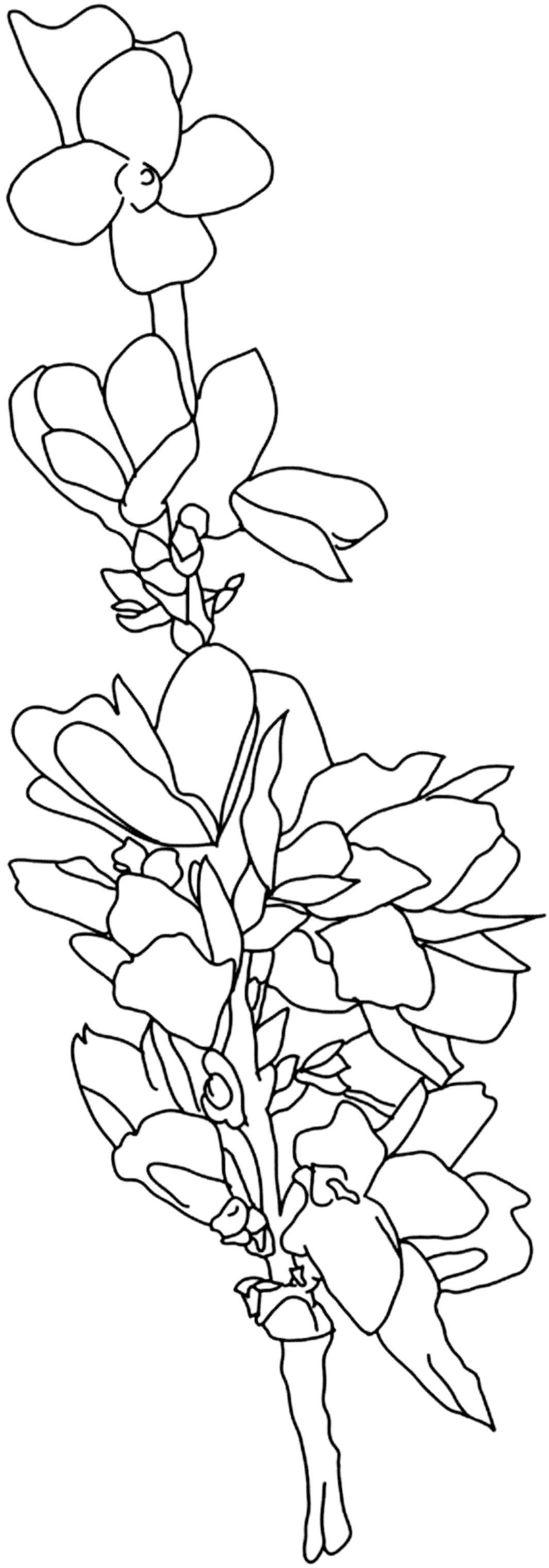

2. 꽃 그림 색칠하기

15

목련

목련은 '고귀함' 이란 꽃말을 가지고 있습니다. 하얀 꽃잎이 4~5일을 견디다 떨어질 때엔 하늘의 온갖 때를 다 닦아낸 듯 새하얀 꽃잎이 흑갈색의 짙은 색으로 바뀝니다.
어느 시인이 '하늘에 걸레질을 한다' 고 표현을 한 적이 있습니다.

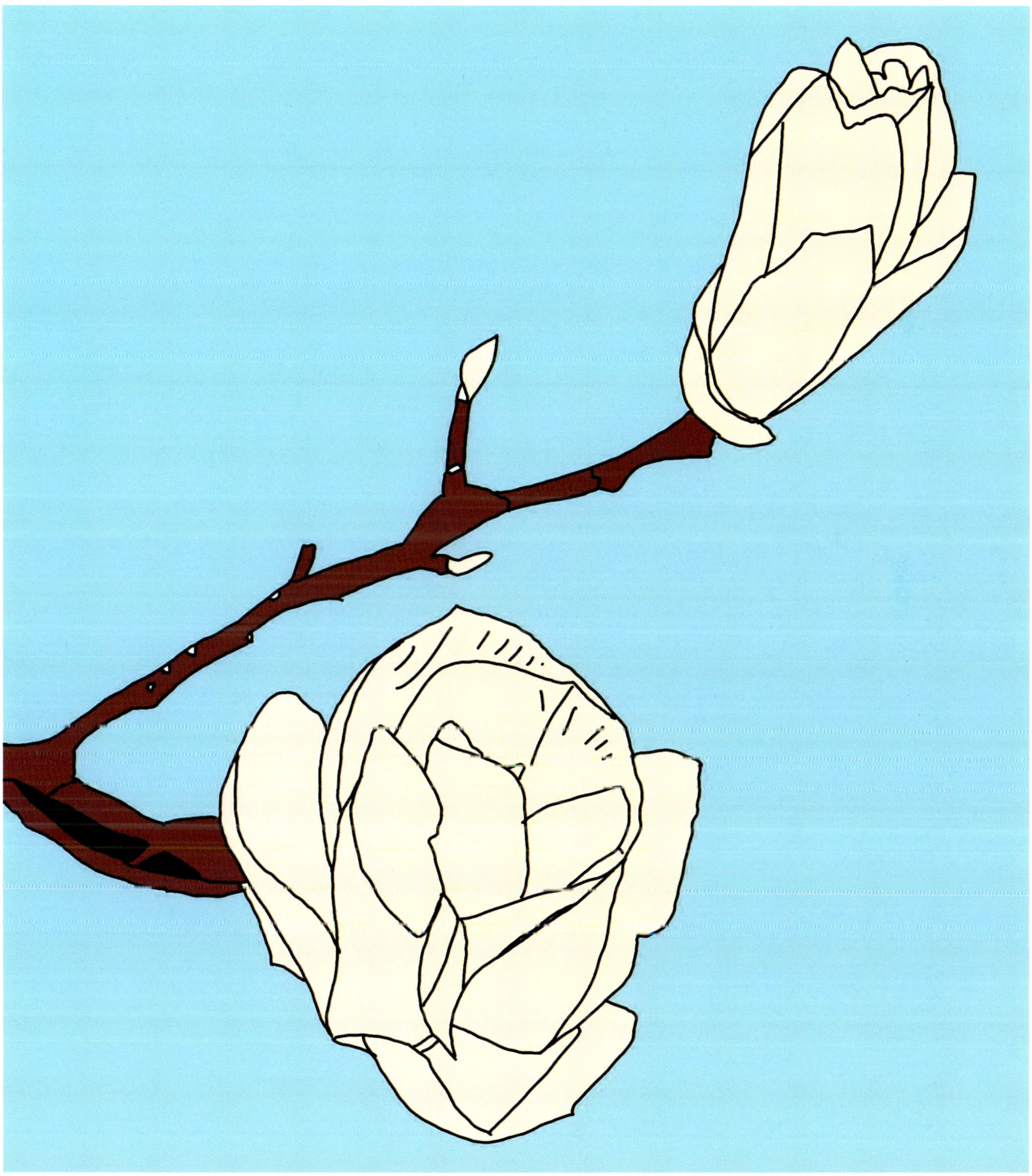

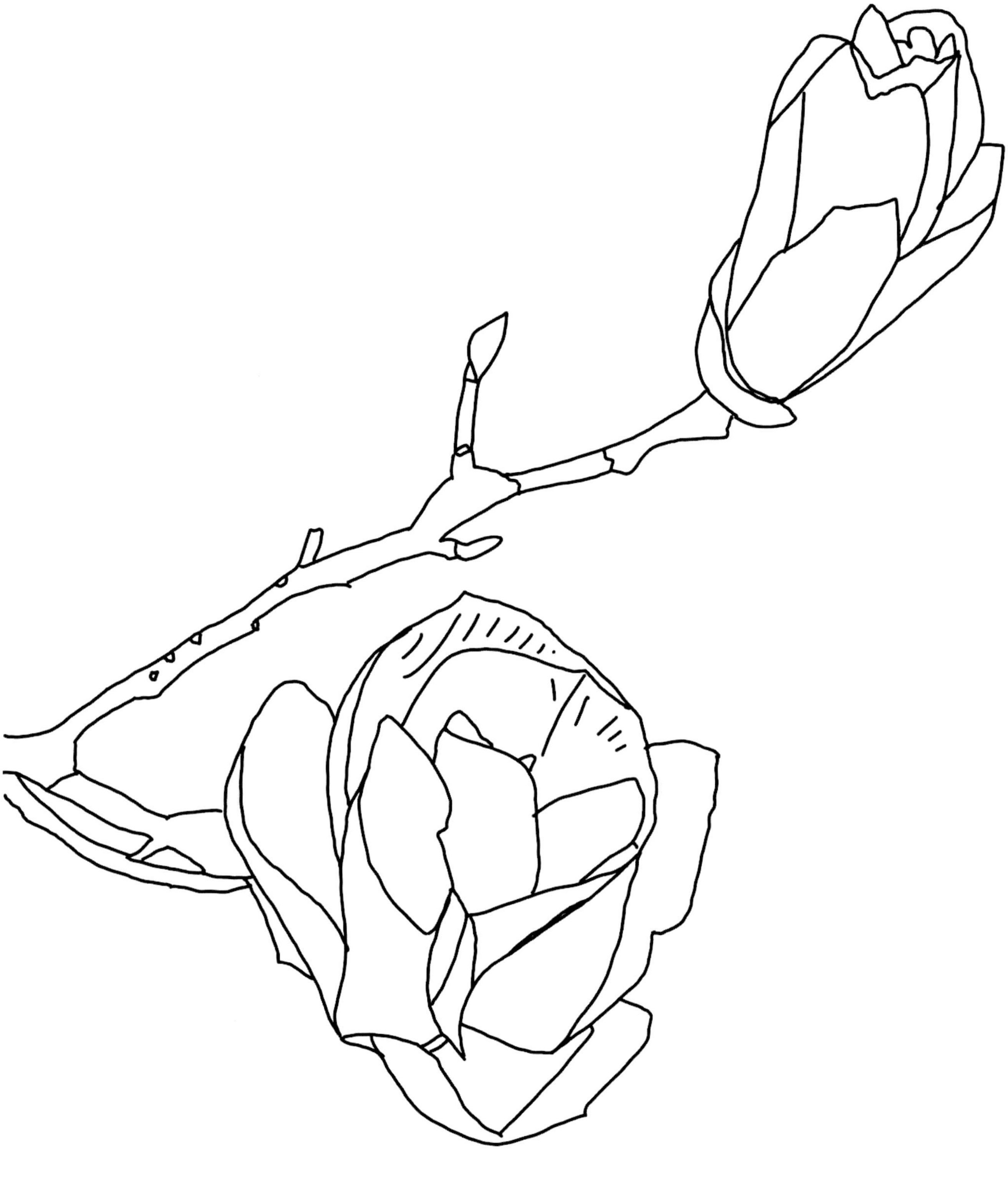

16

제비꽃

제비꽃은 '사랑' 이란 꽃말을 가지고 있는 4~5월에 피는 꽃입니다. 키도 크지 않고 잡초 같은 느낌이라 잘 챙겨보지 않는데, 꽃모양이 제비를 닮았다고도 하고, 제비가 돌아올 때 핀다고 해서 제비꽃이랍니다.

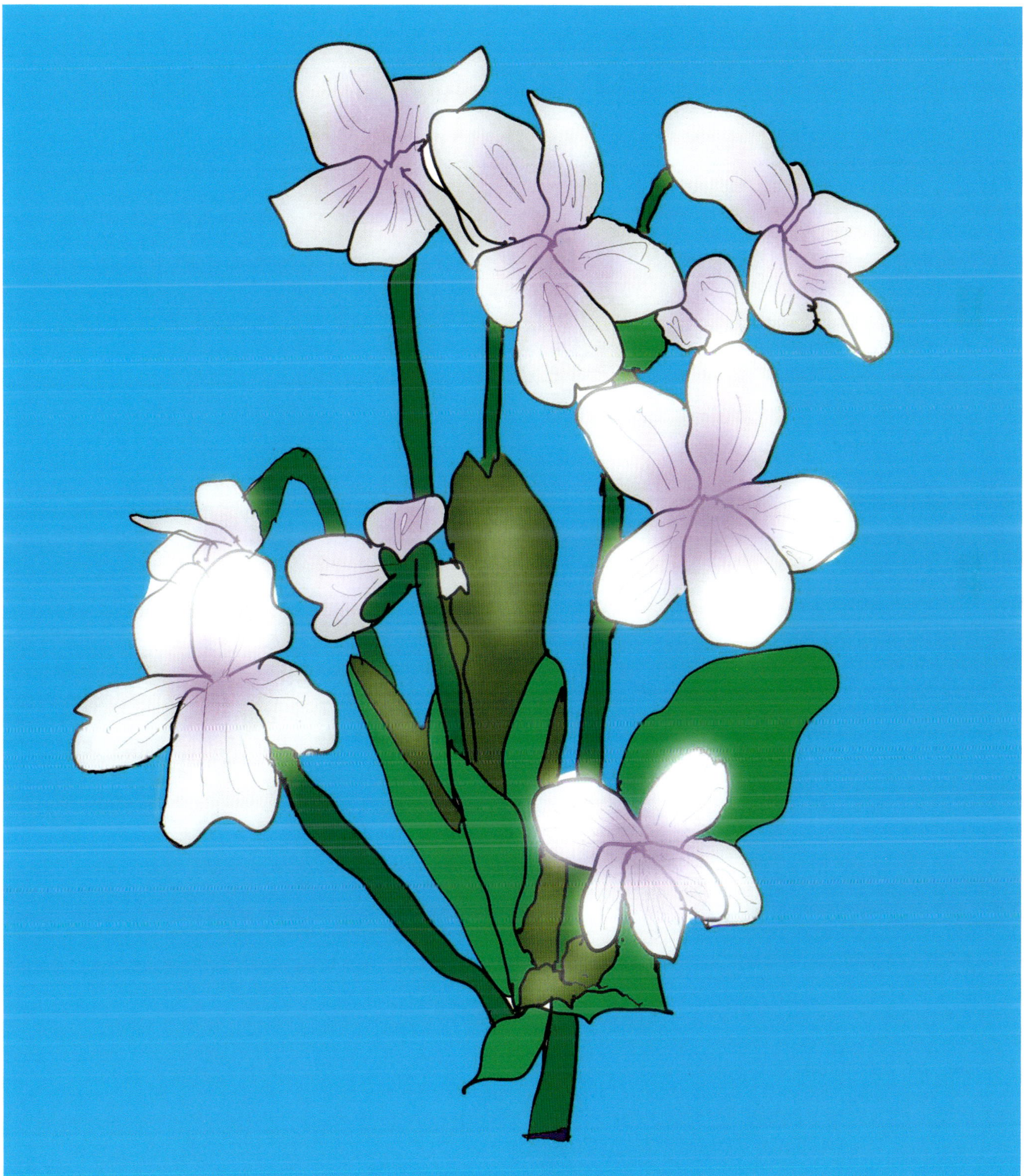

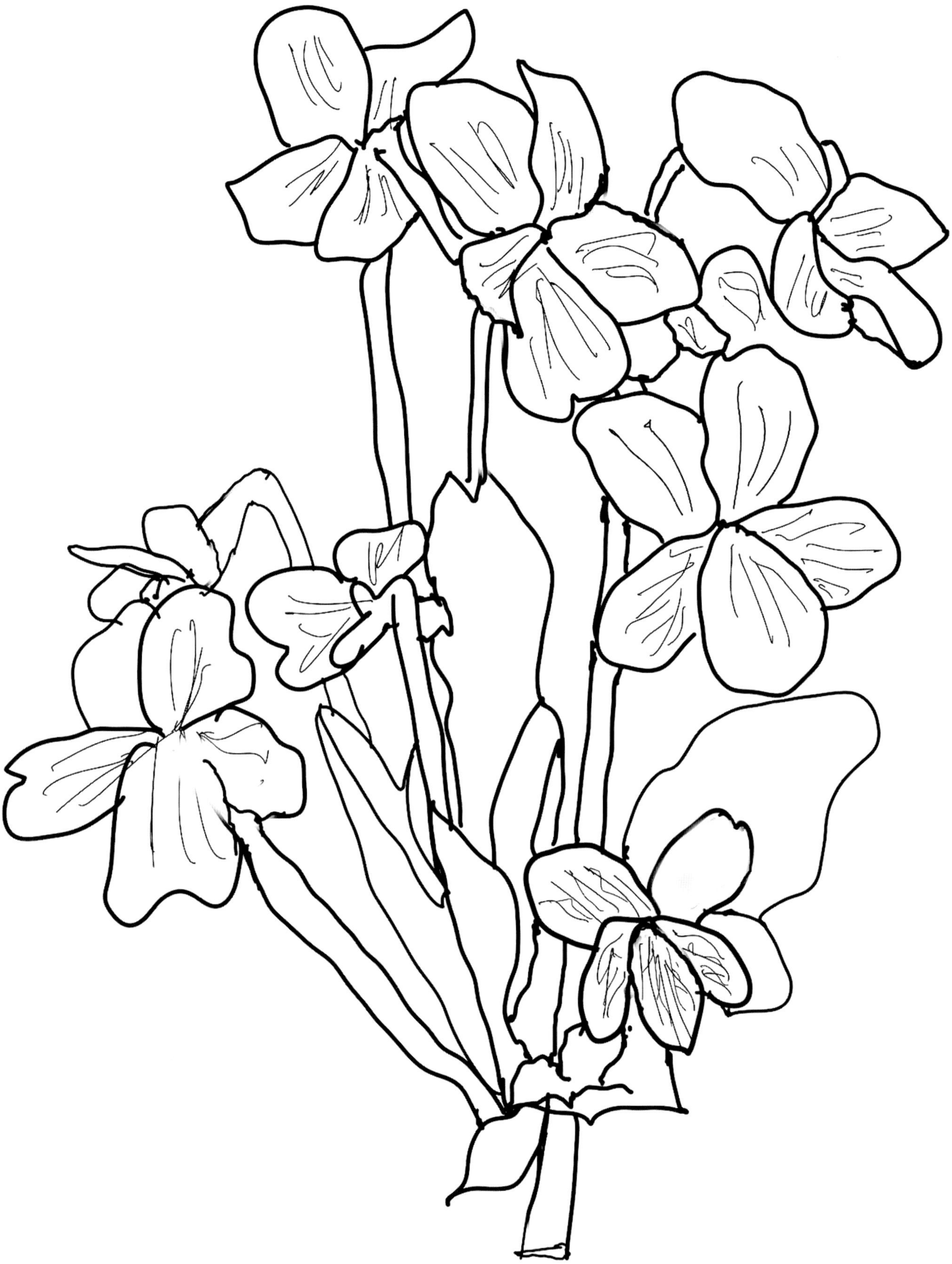

2. 꽃 그림 색칠하기

17

카네이션

어버이날 부모님의 가슴에 달아드리는 카네이션은 대표적인 5월의 꽃입니다.
'어머니의 사랑' 이라는 꽃말을 가지고 있습니다.

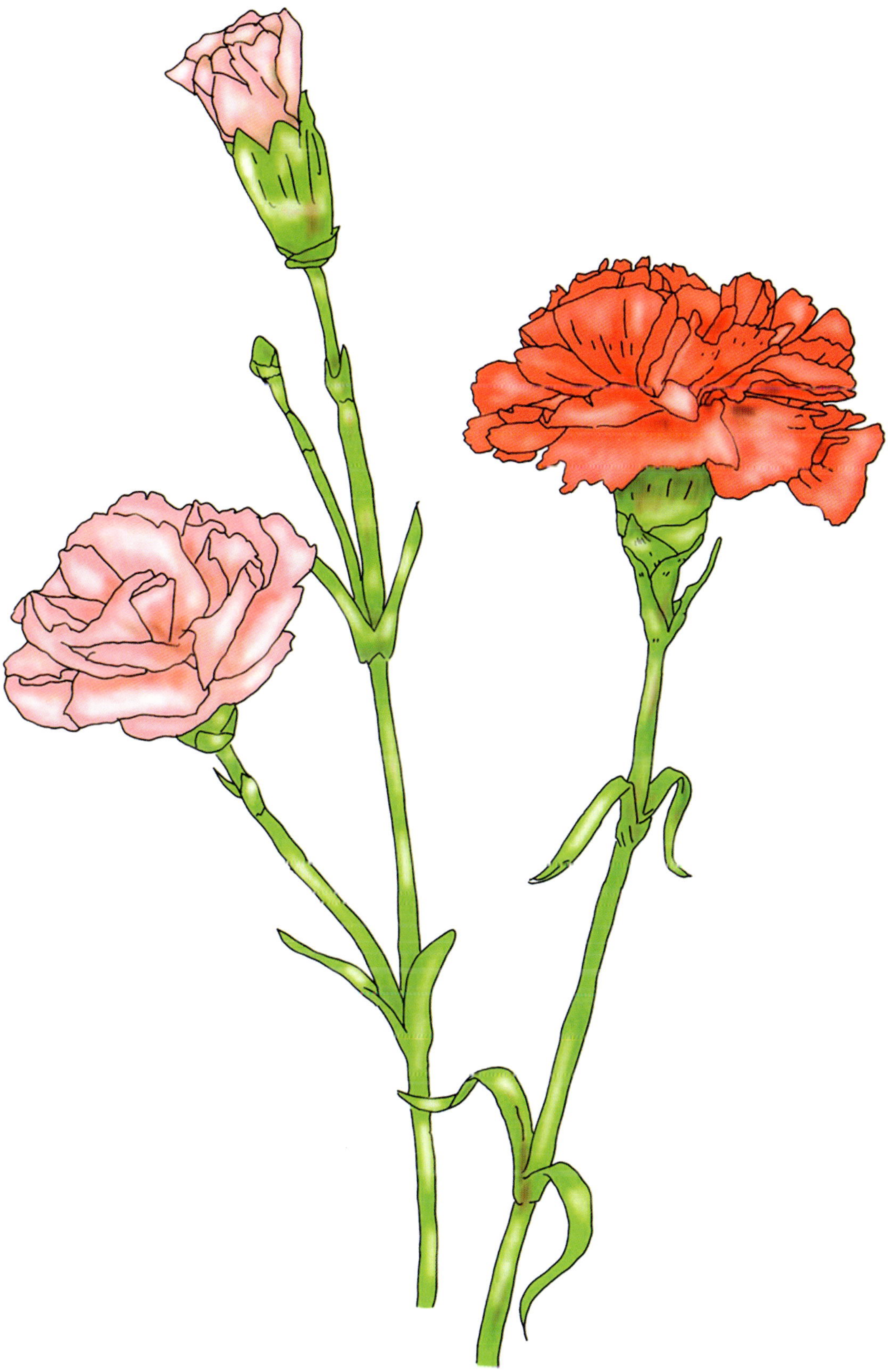

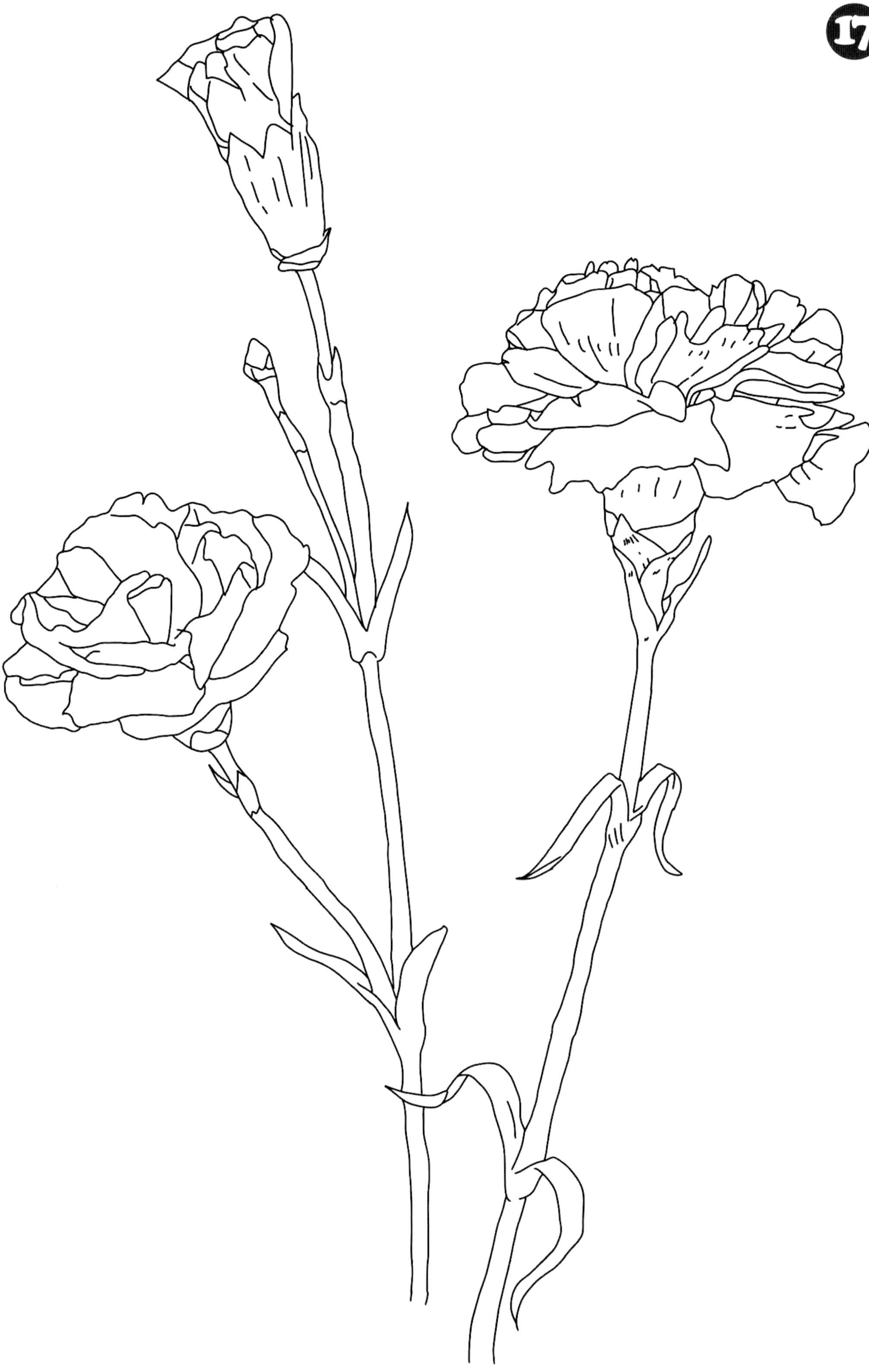

2. 꽃 그림 색칠하기

18

수국

수국은 일본이 원산지로 6월에 피는 꽃입니다.

'변덕스러움' 이란 꽃말을 가지고 있습니다.

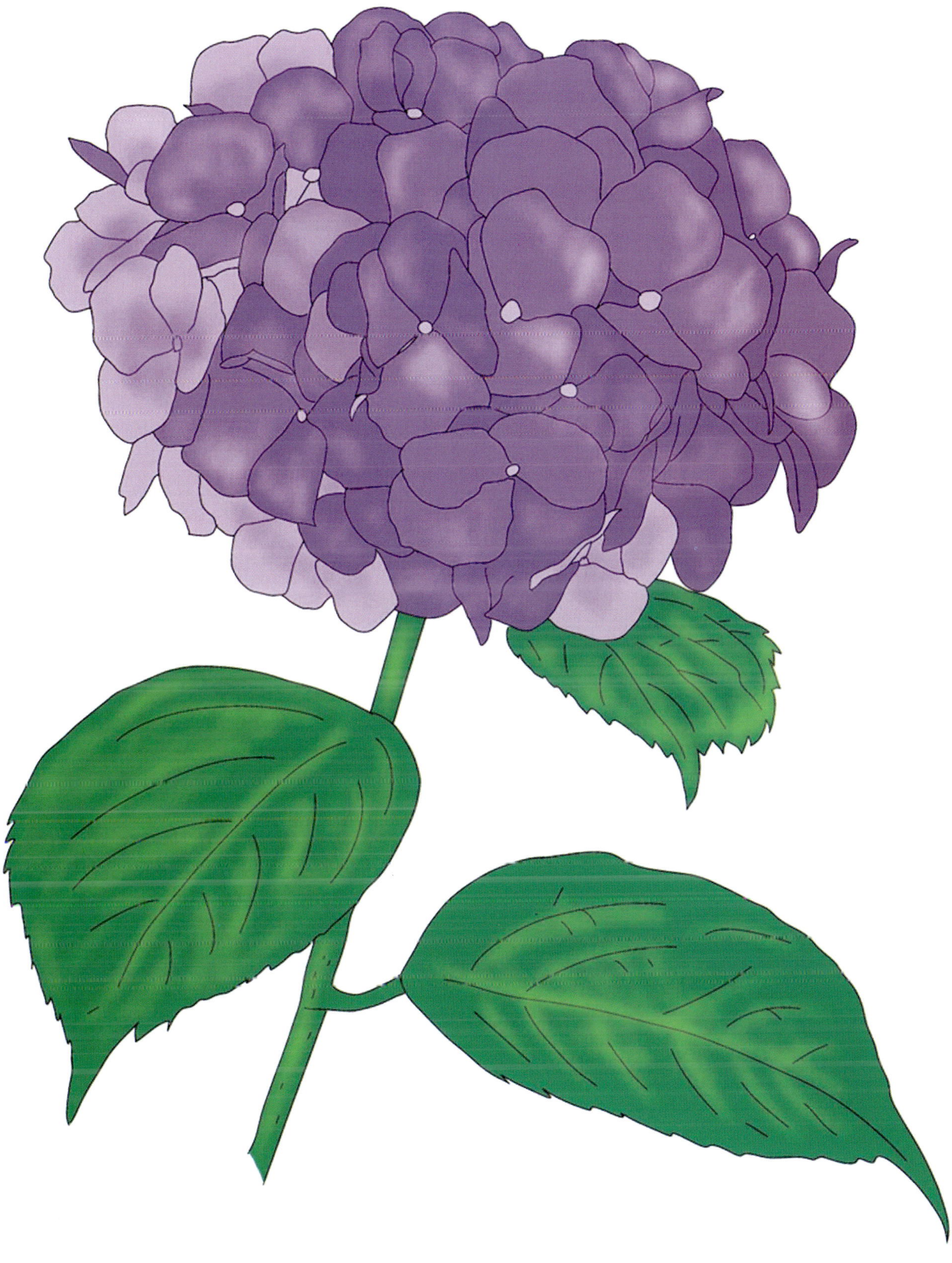

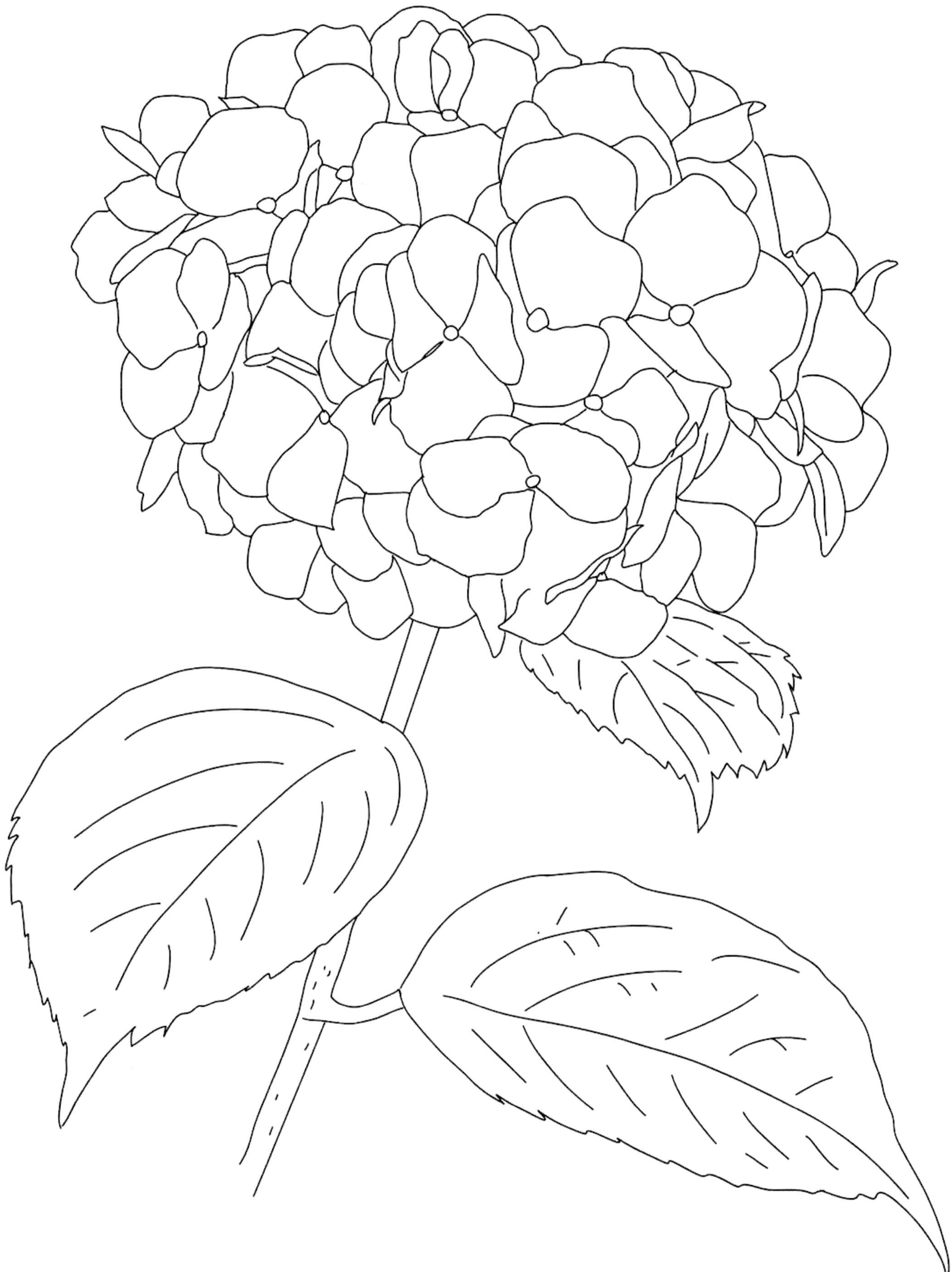

2. 꽃 그림 색칠하기

19

백합

6월쯤에 피는 백합은 '순결', '변함없는 사랑' 을 뜻하는 꽃말을 가지고 있습니다.

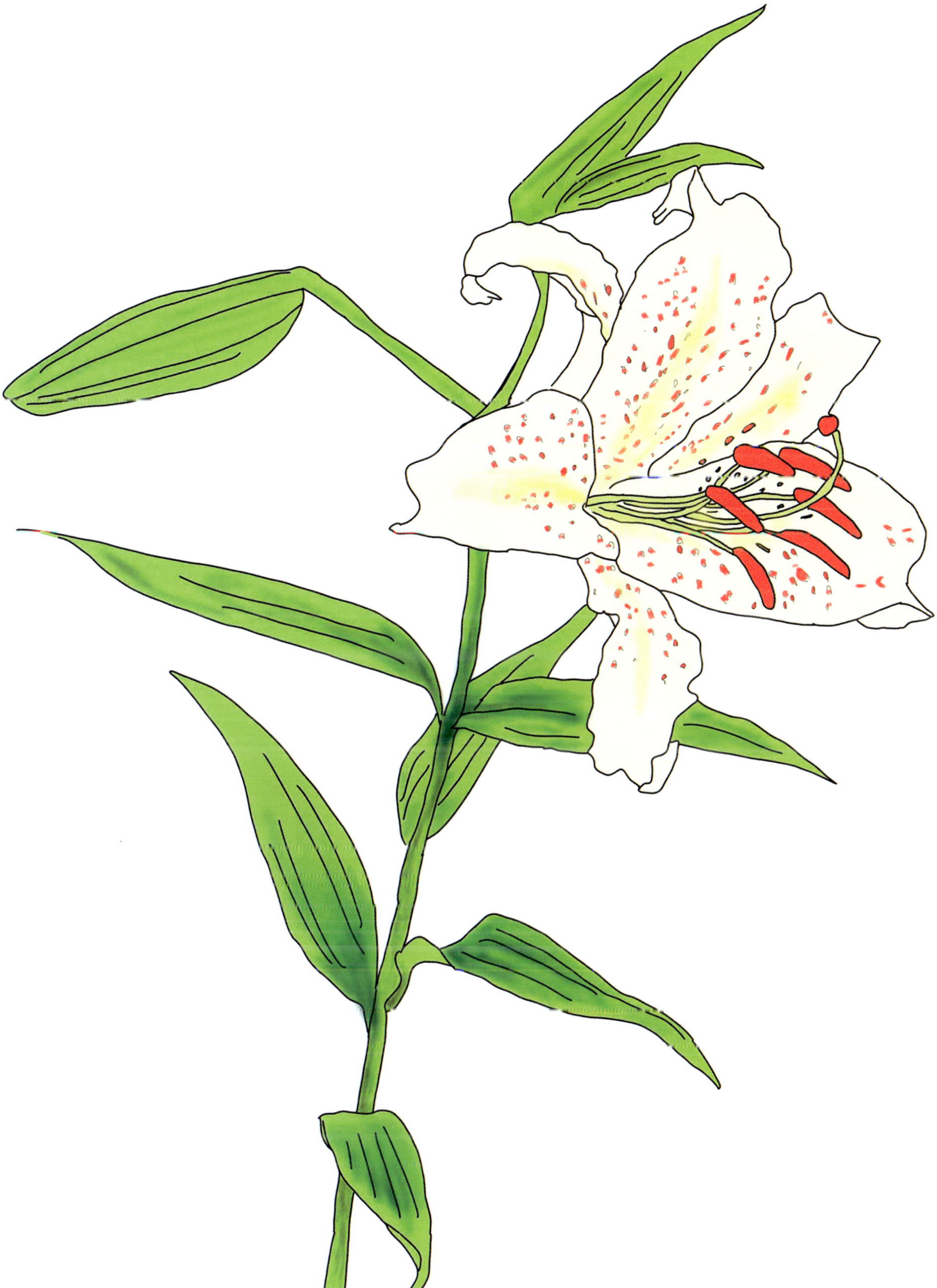

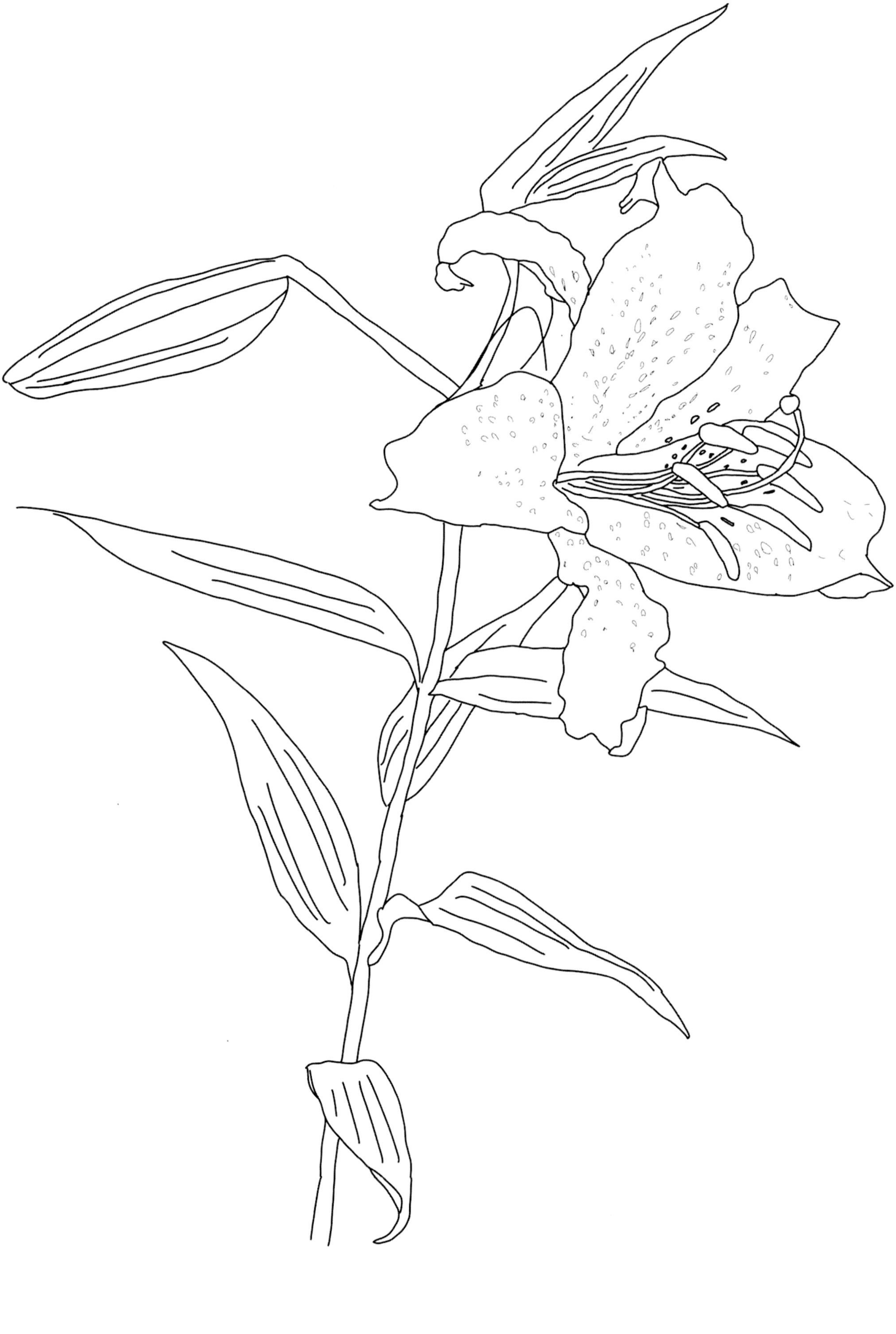

20

장미

꽃의 여왕이라는 장미입니다. 빨강 장미는 '열렬한 사랑'을 뜻하는 꽃말을 가지고 있습니다. 가시가 있어 잘못 만지면 가시에 찔리기도 합니다.

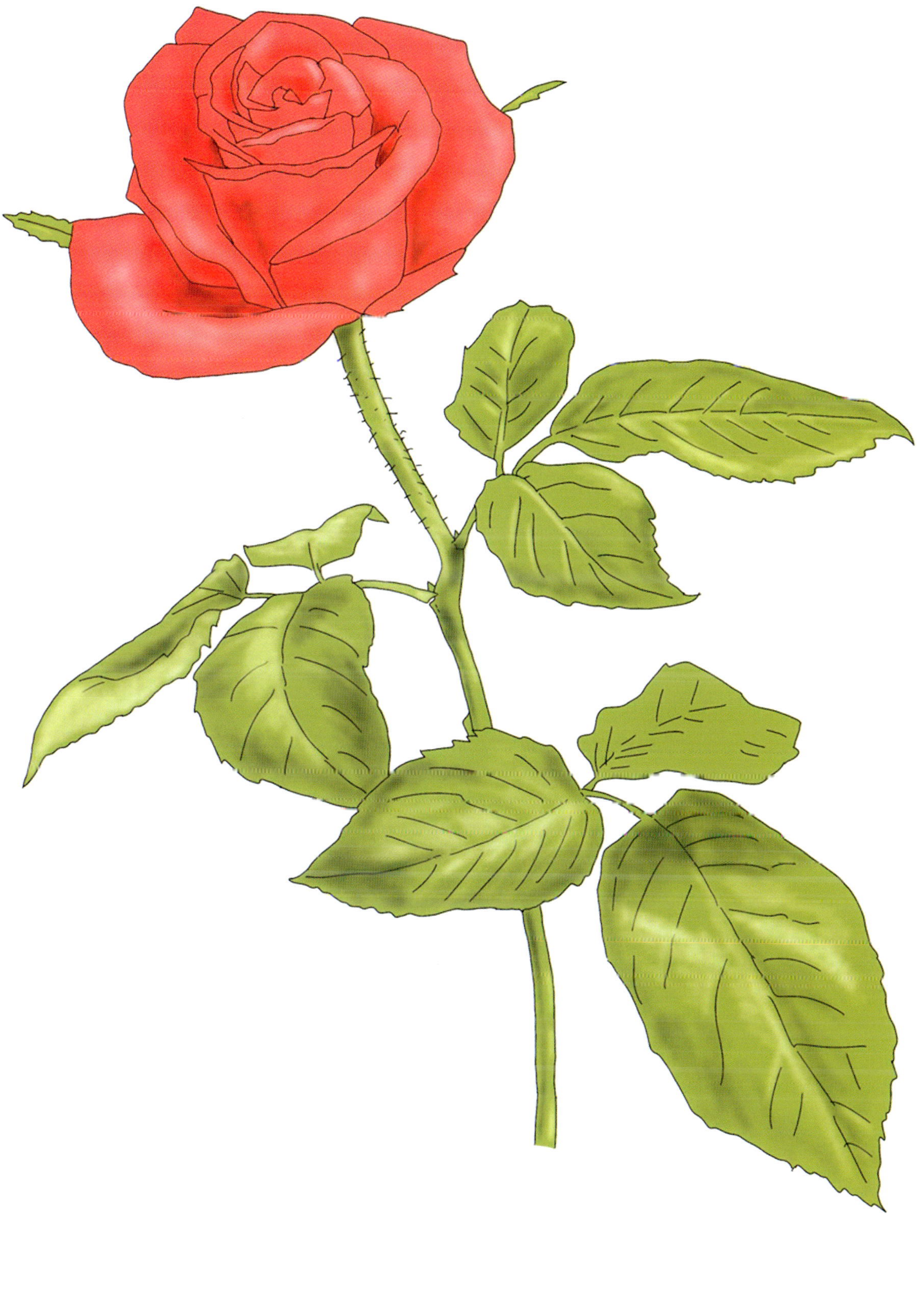

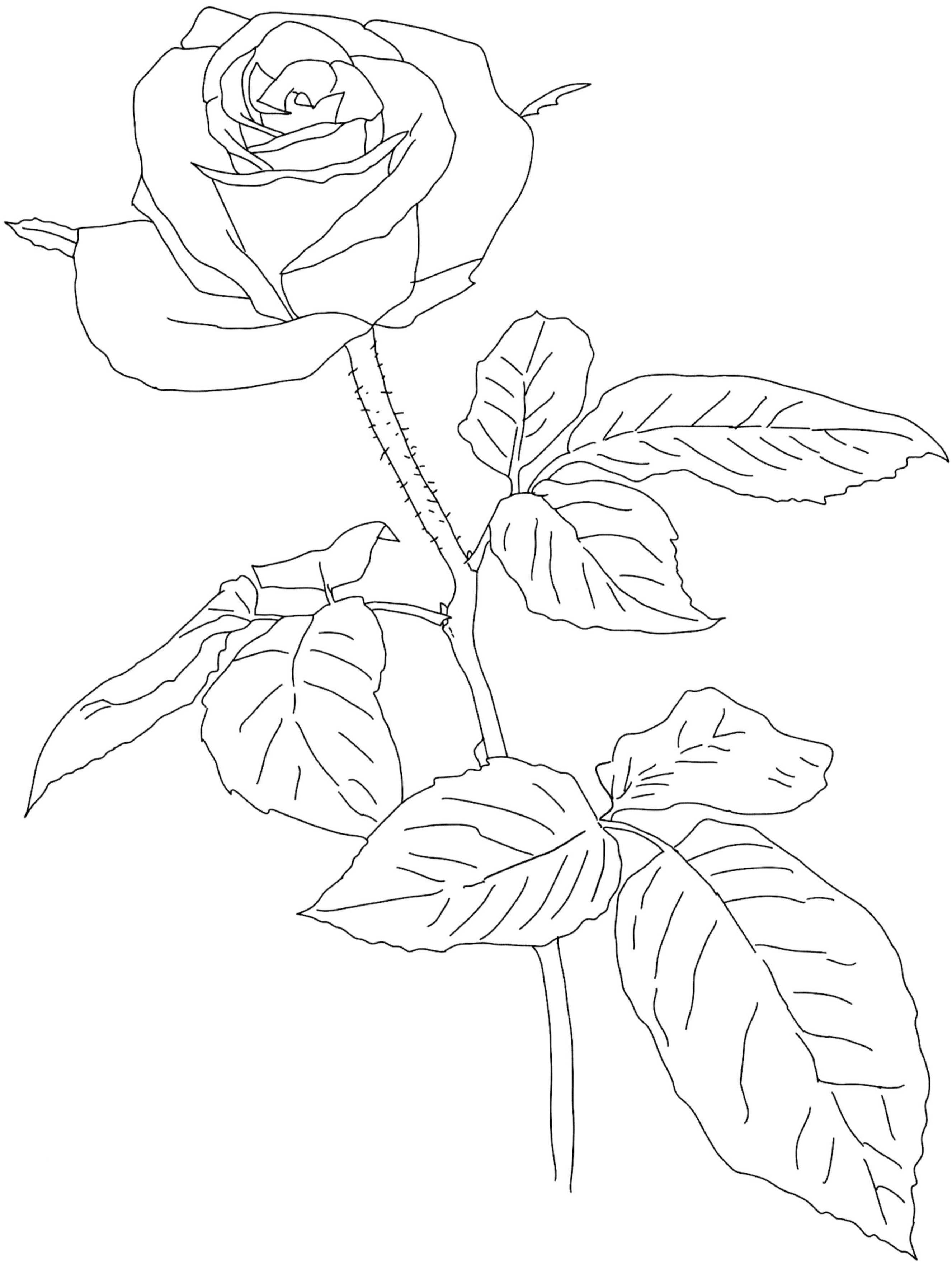

21 나팔꽃

아침이슬을 머금고 해를 보며 활짝 핀 나팔꽃은 모양이 나팔을 닮아 붙여진 이름입니다. '기쁨', '기쁜 소식' 이란 꽃말을 가지고 있습니다.

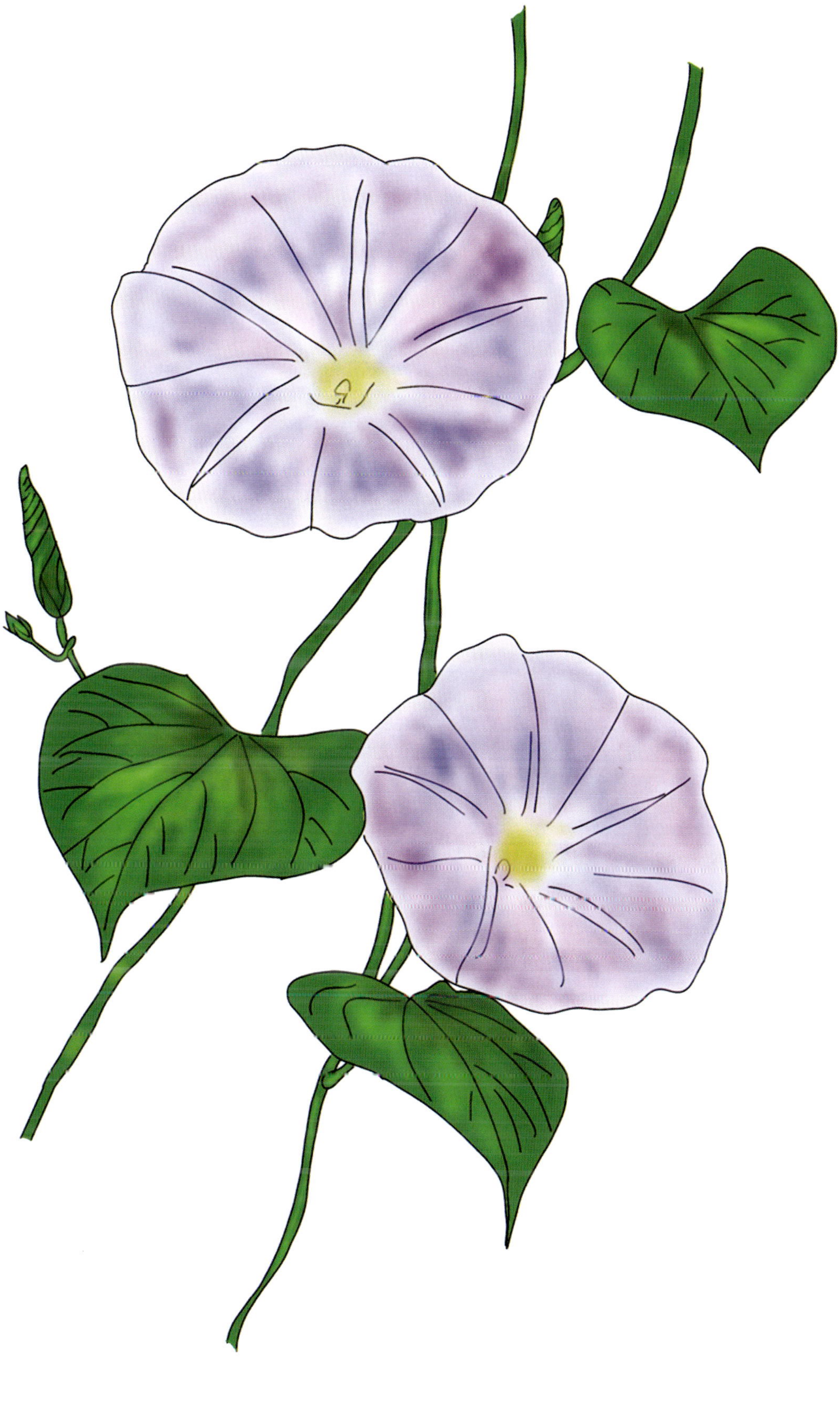

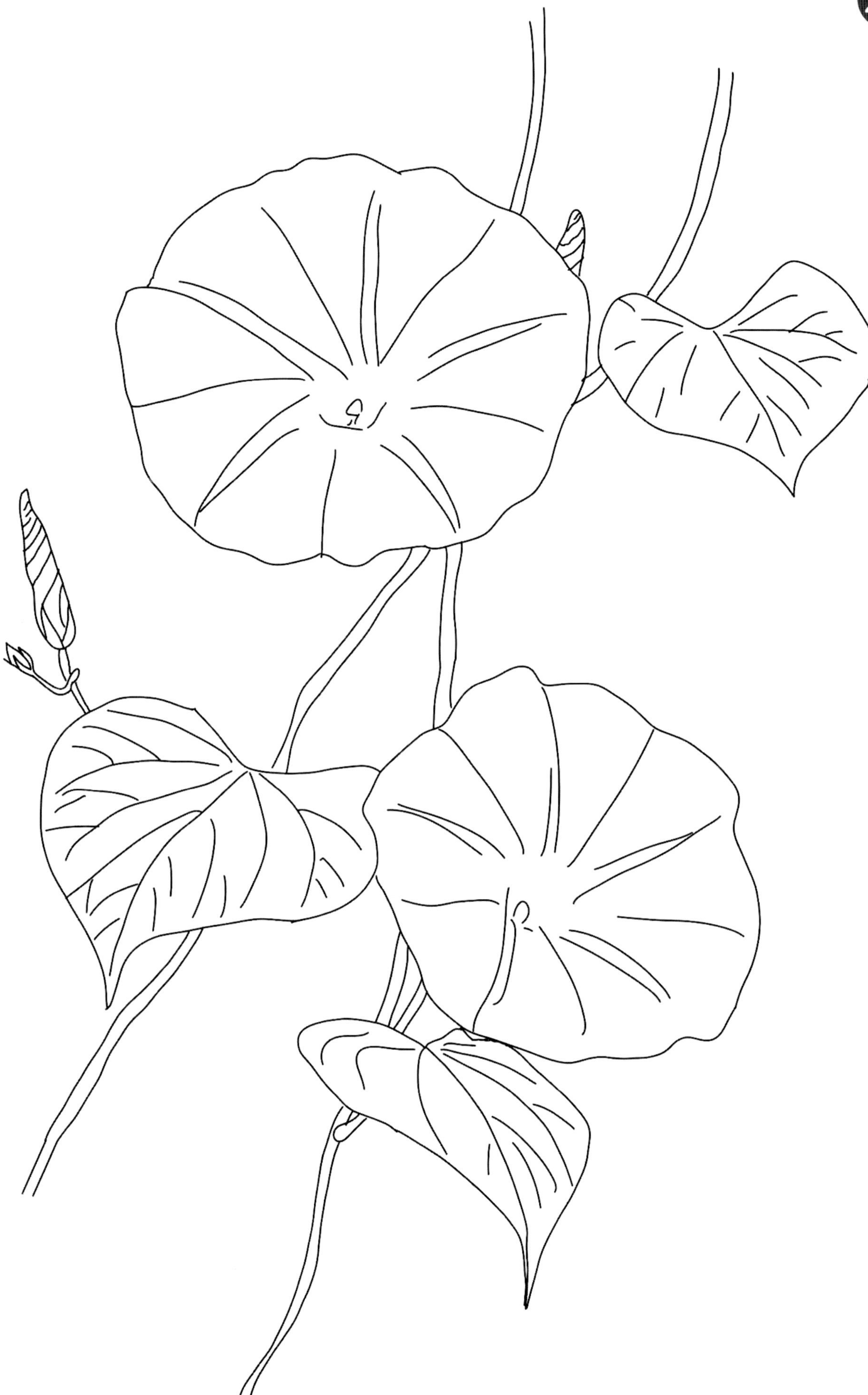

22

해바라기

해를 보며 활짝 핀 해바라기는 '숭배', '기다림' 이란 꽃말을 가지고 있습니다.
열매는 기름을 짜서 식용으로도 사용합니다.

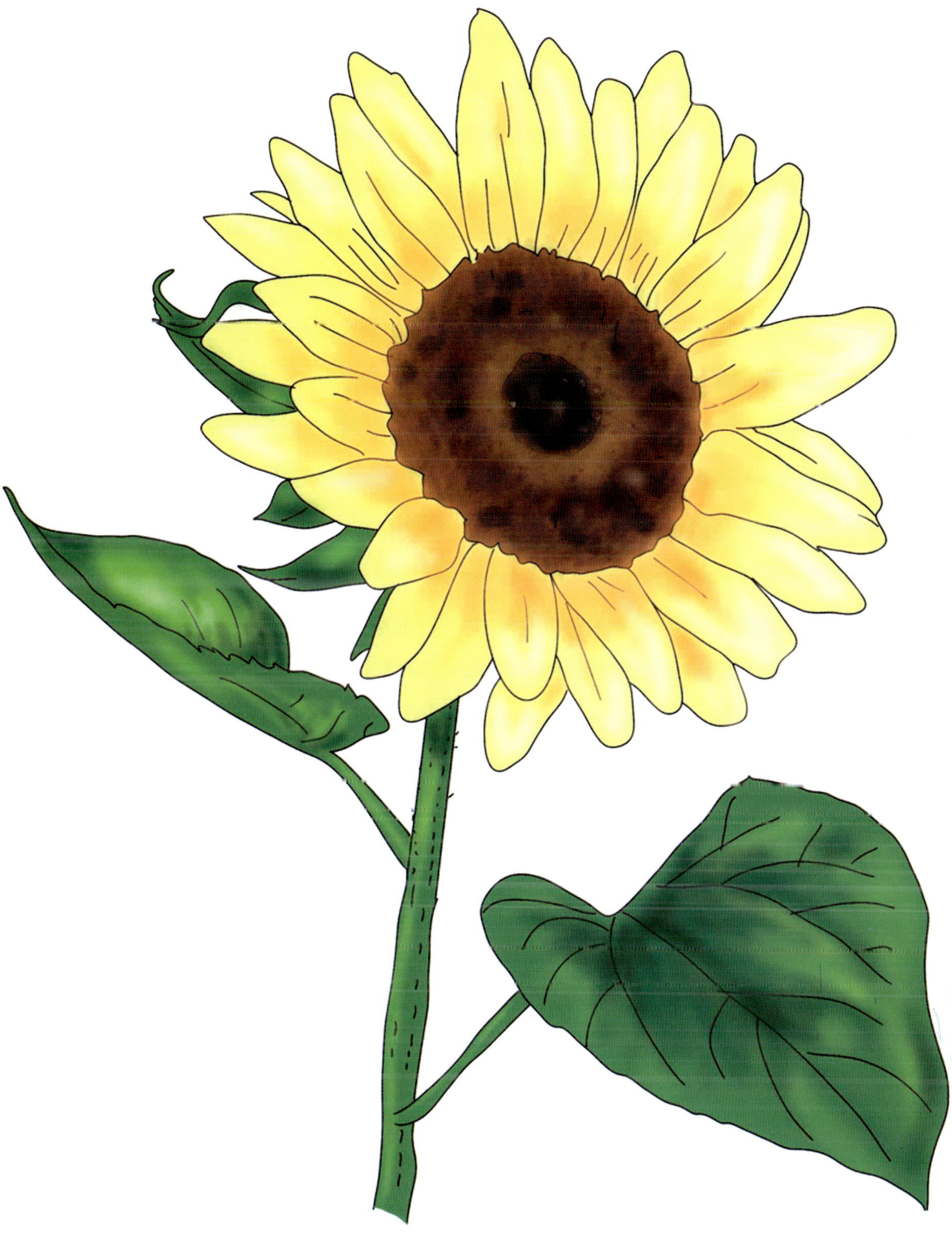

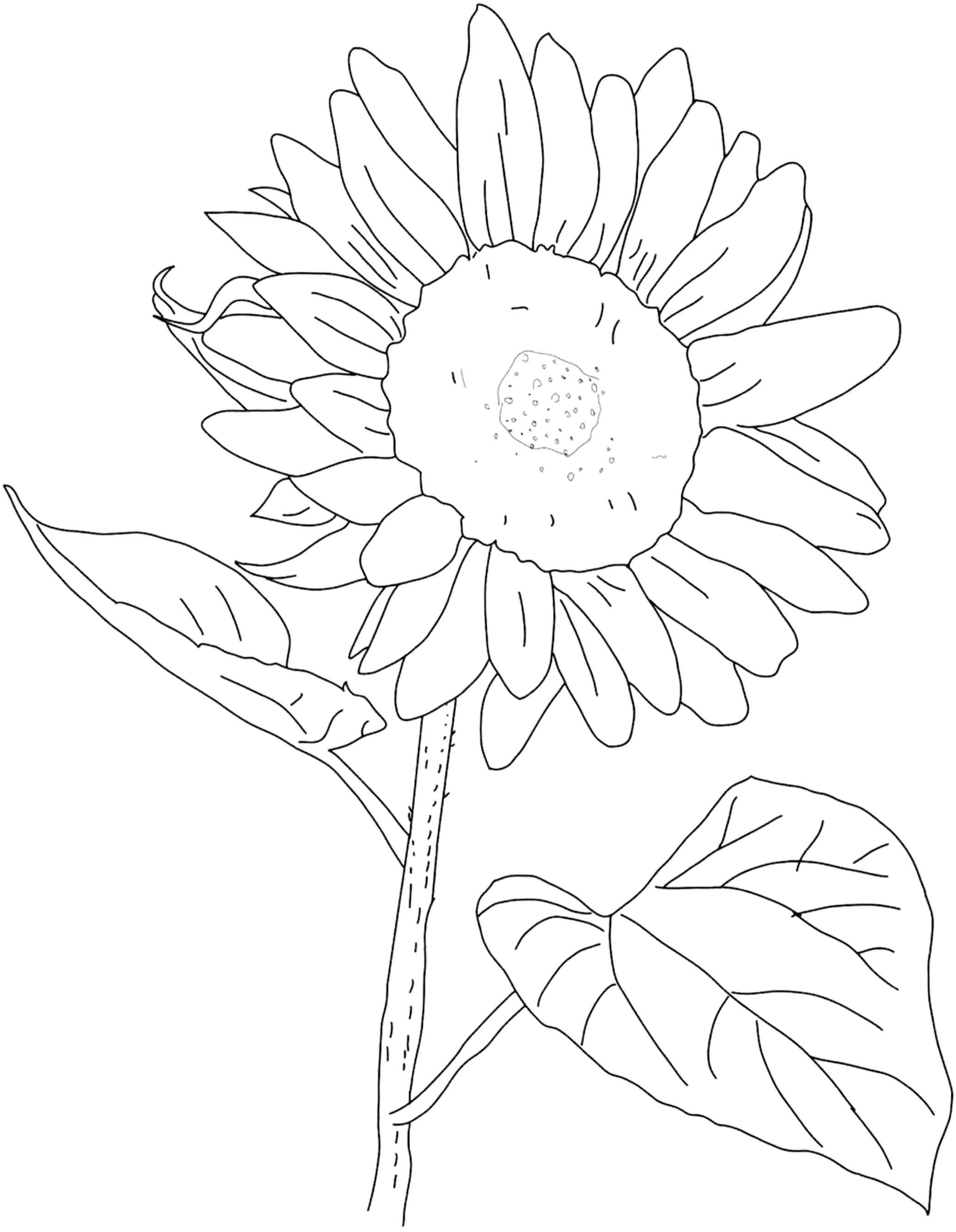

23

코스모스

외국에서 들어온 가을을 대표하는 꽃으로 '순정' 이란 꽃말을 가지고 있습니다.
'코스모스 한들한들 피어 있는 길~' 꽃만 보면 이 노래가 흥얼거려지네요.

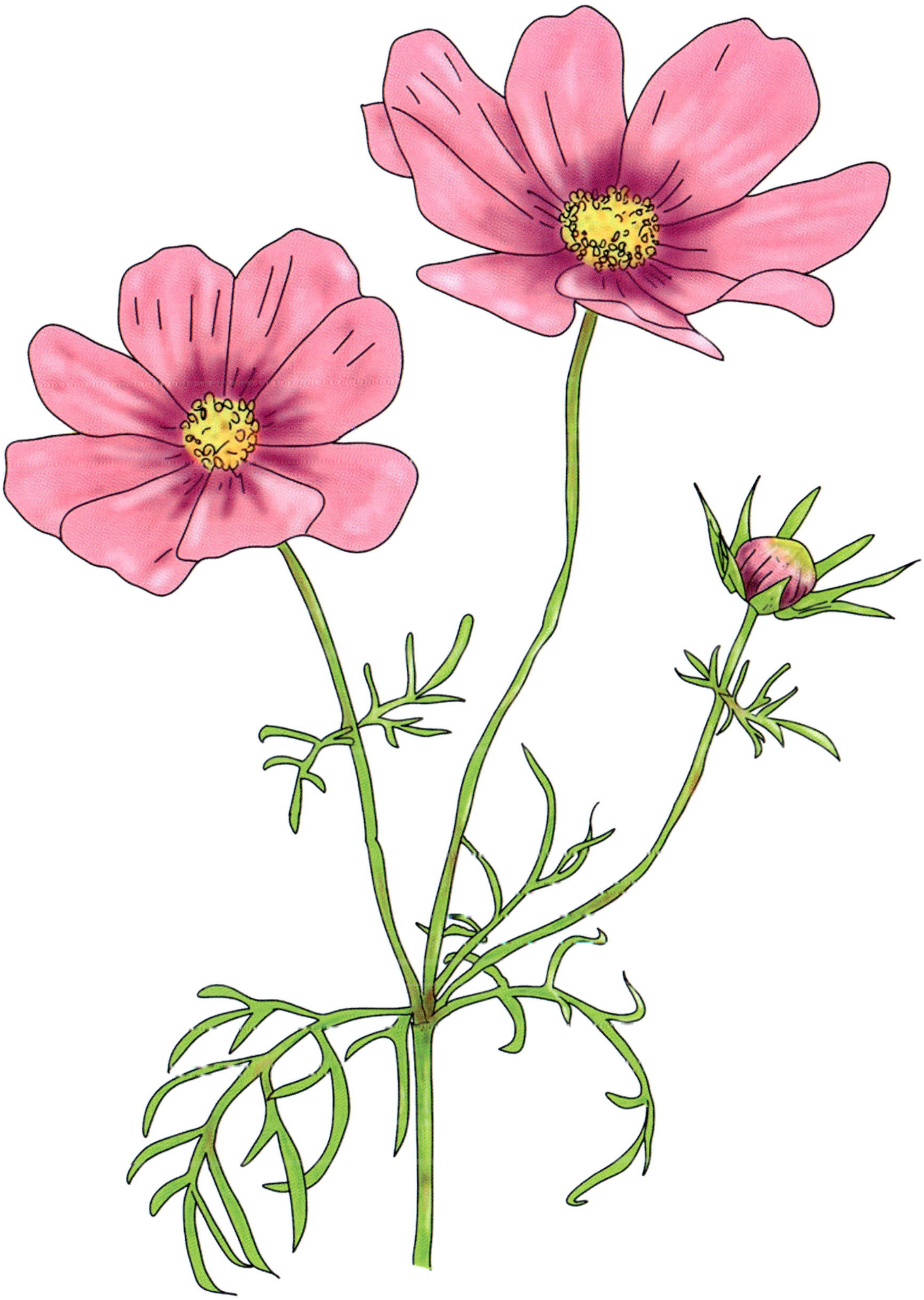

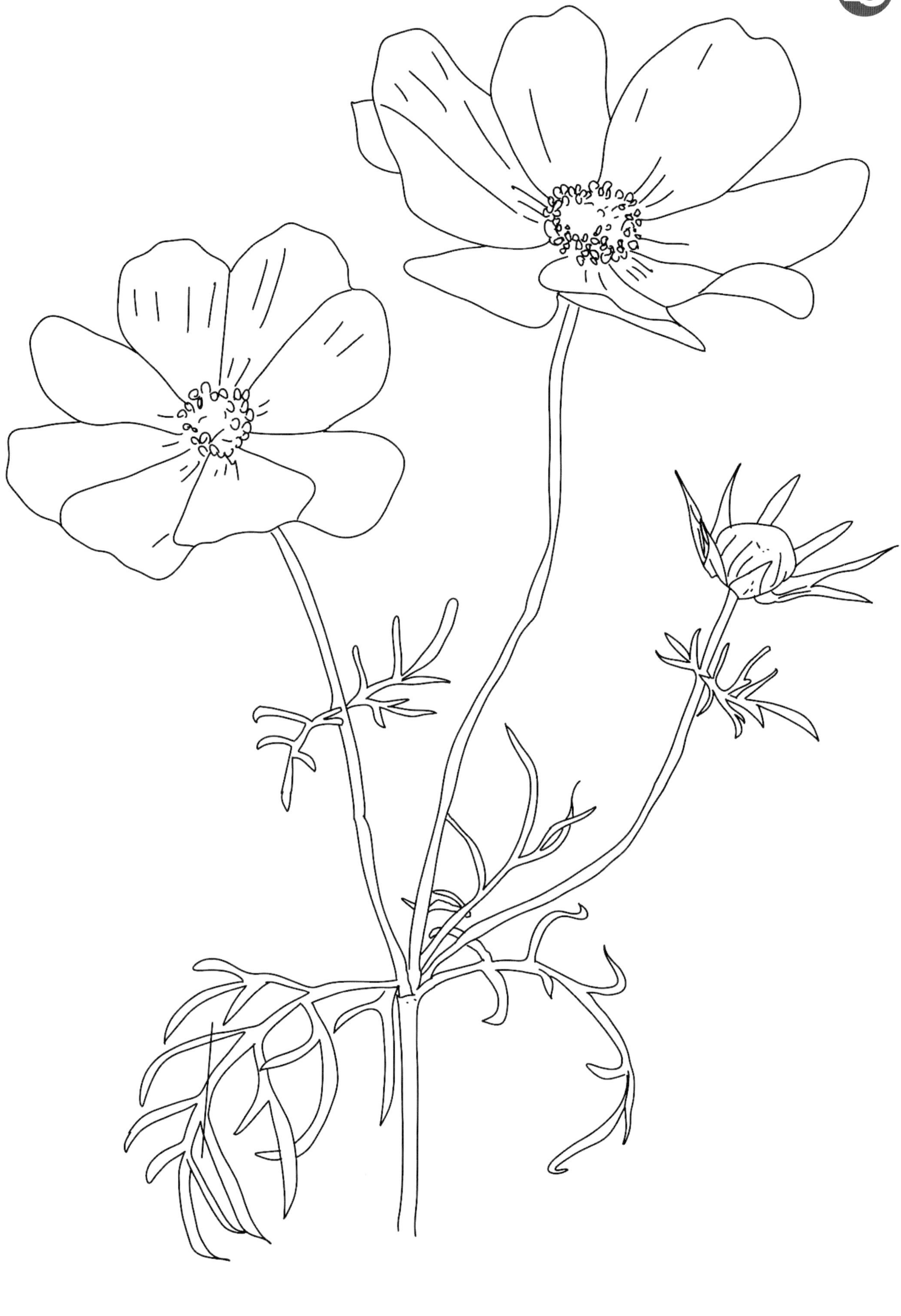

2. 꽃 그림 색칠하기

24
동백꽃

우리나라 남해안에 한겨울을 보내며 피는 대표적인 꽃으로 붉은 꽃잎이 떨어지면 바닥에 붉은 천을 깐 듯 온통 붉은 색입니다. 동백꽃은 '자랑' 이란 꽃말을 가지고 있습니다.

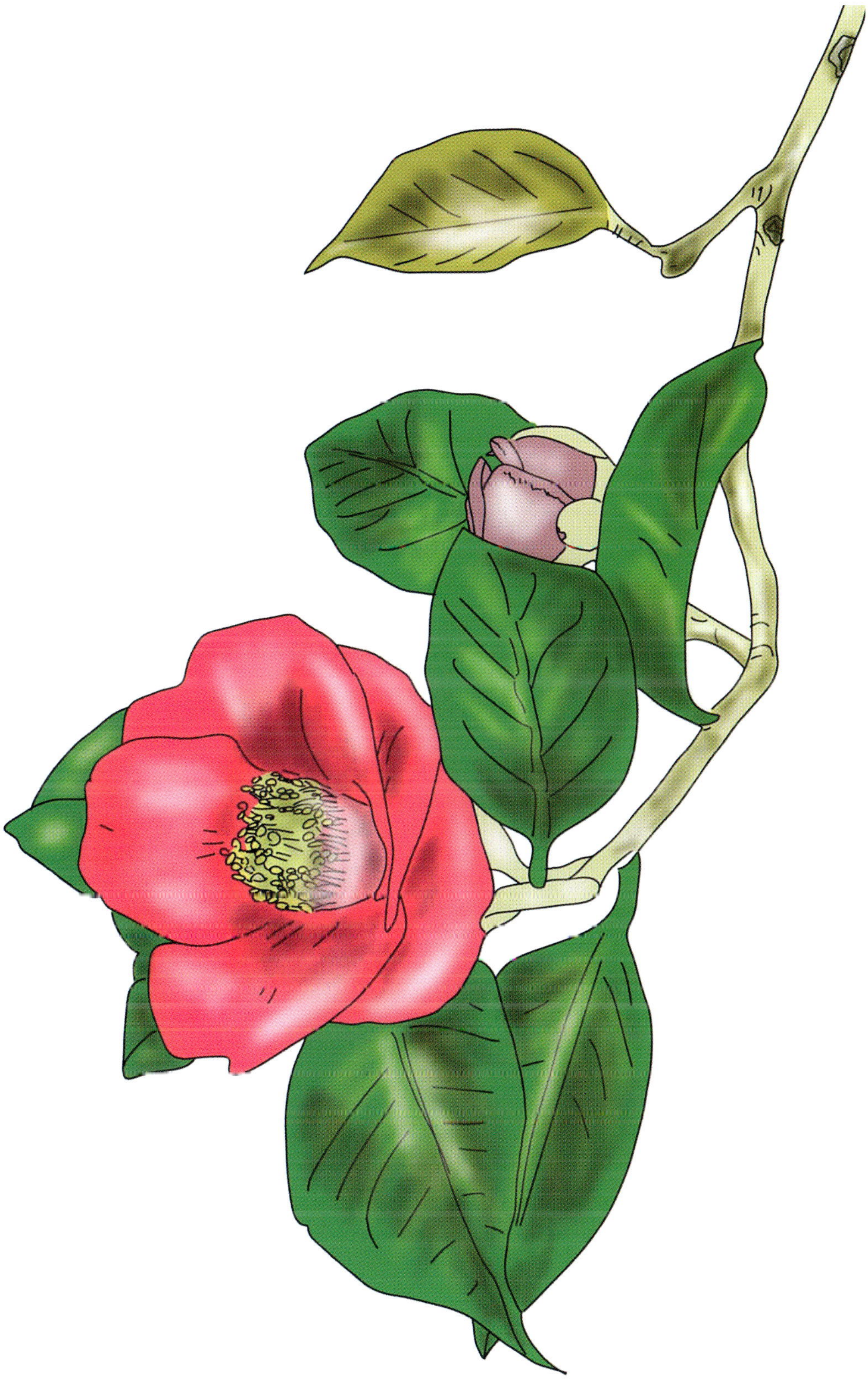

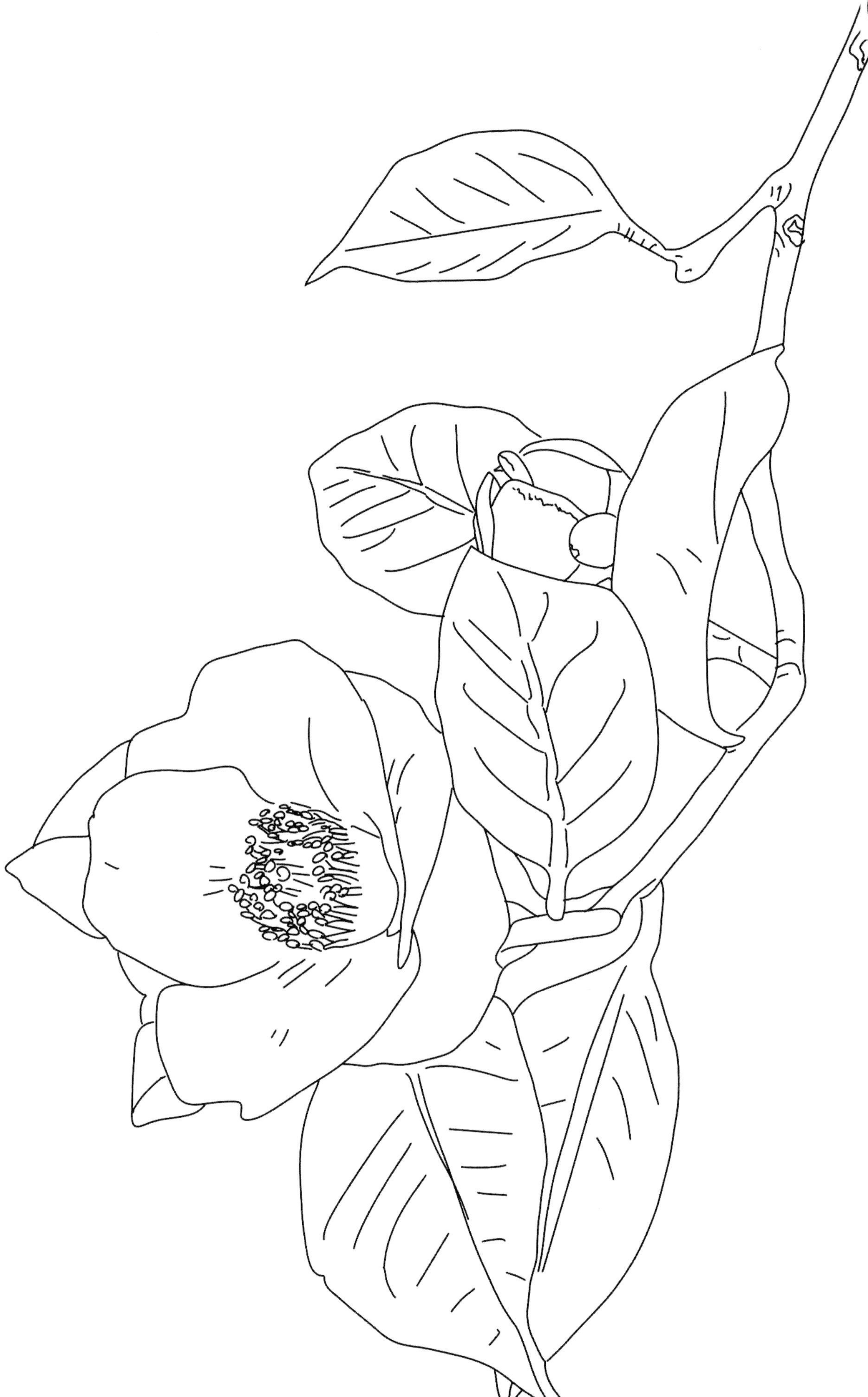

25

튤립

4~5월에 꽃이 피는 튤립은 튀르키에가 원산지입니다. 우리나라에도 튤립축제가 지역마다 많이 개최되고 있습니다. 튤립은 비슷한 모양에 꽃 색깔이 너무 달라 꽃말도 많이 다릅니다. 빨간 색은 '사랑의 고백', 노란 색은 '희망', 분홍색은 '애정과 배려', 보라색은 '영원한 사랑', 하얀 색은 '실연'이란 꽃말을 가지고 있습니다.

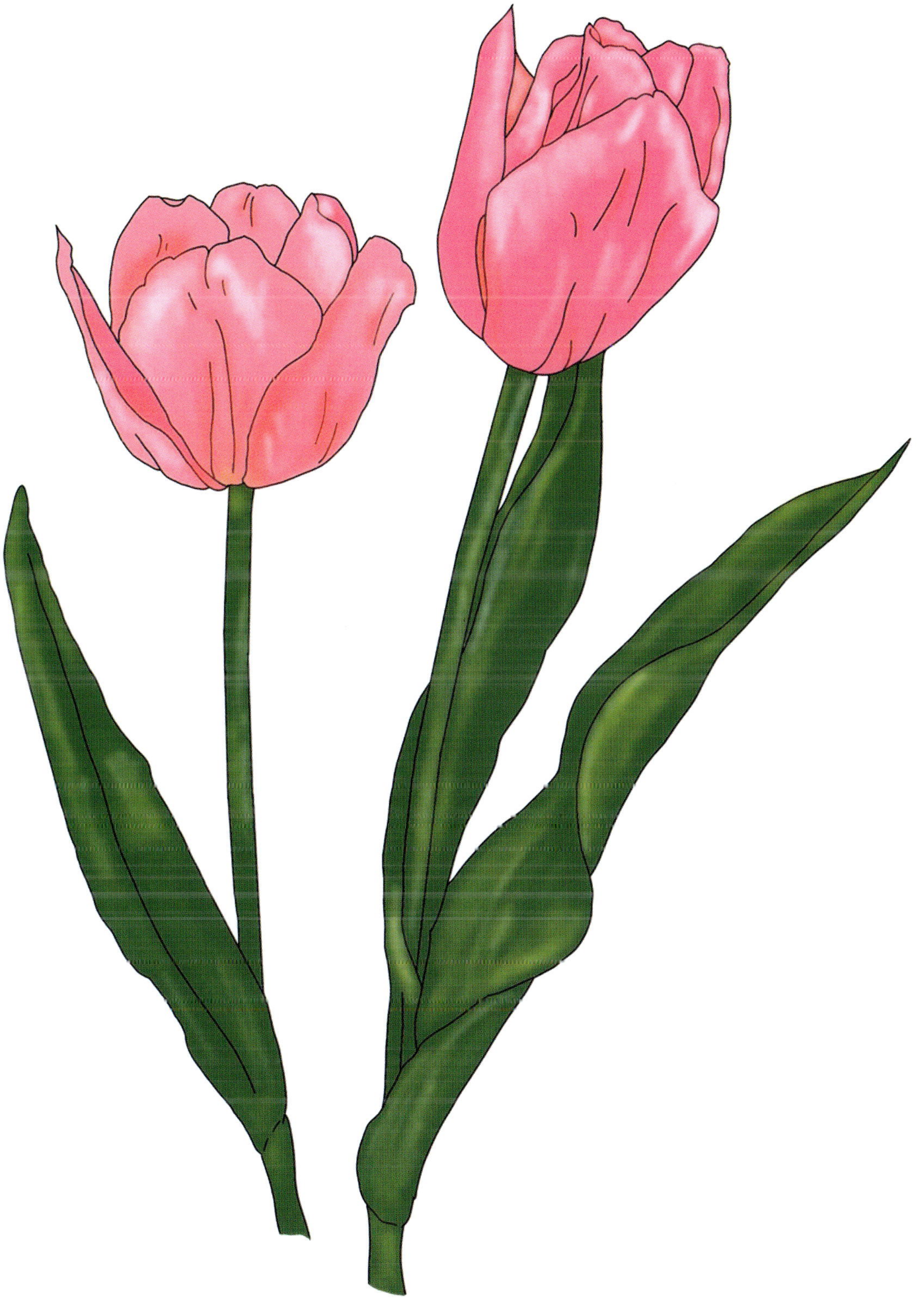

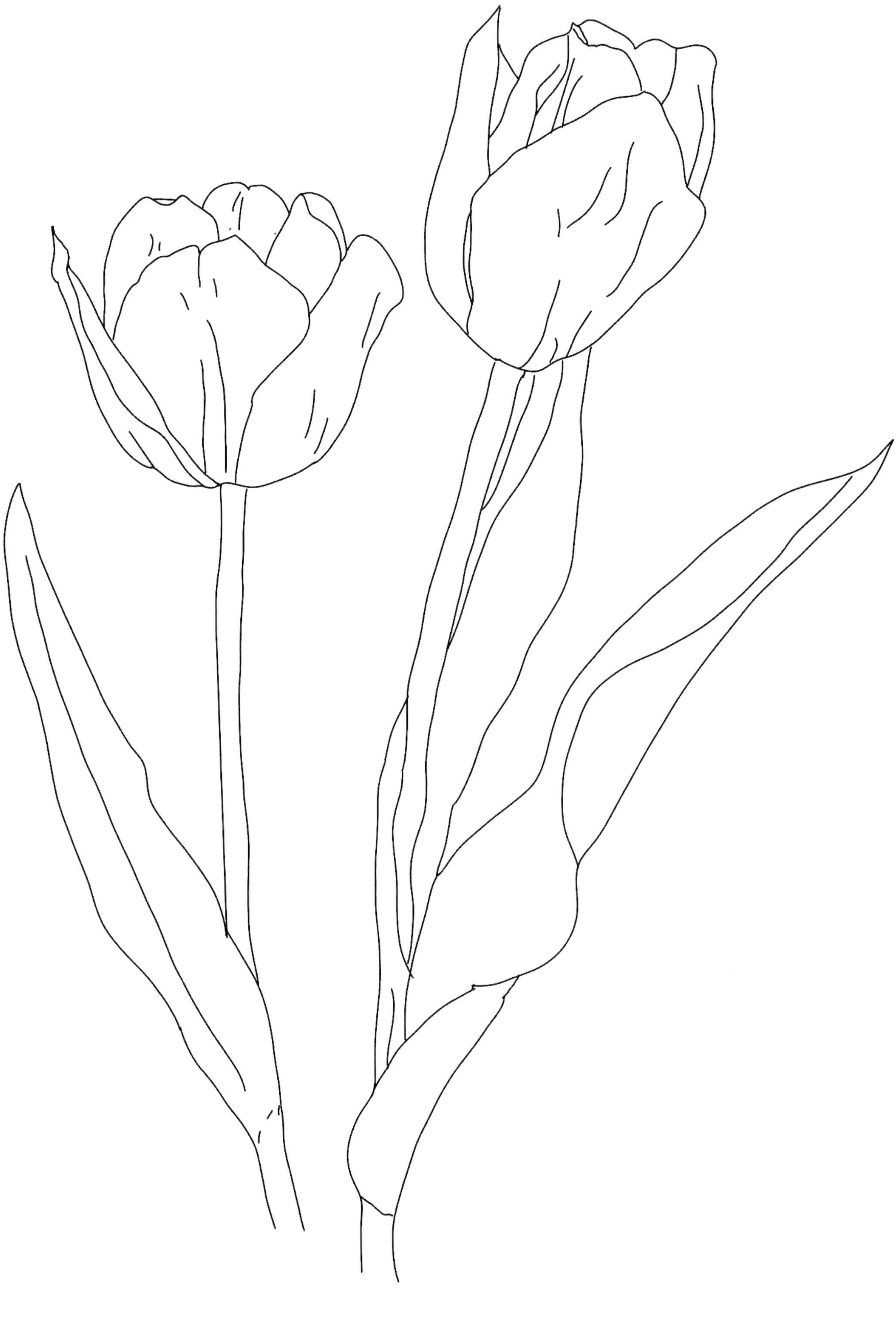

3. 화투 색칠하기

1월 • 솔(송학)

붉은 태양은 새해 일출을, 학은 무병장수와 가족의 건강에 대한 염원을 나타냅니다. 일본에서는 정월 초에 집 앞 대문에 소나무를 세워두는 풍습이 있답니다. 따라서 1월 화투에는 가족의 복과 건강을 비는 마음이 담겨 있습니다.

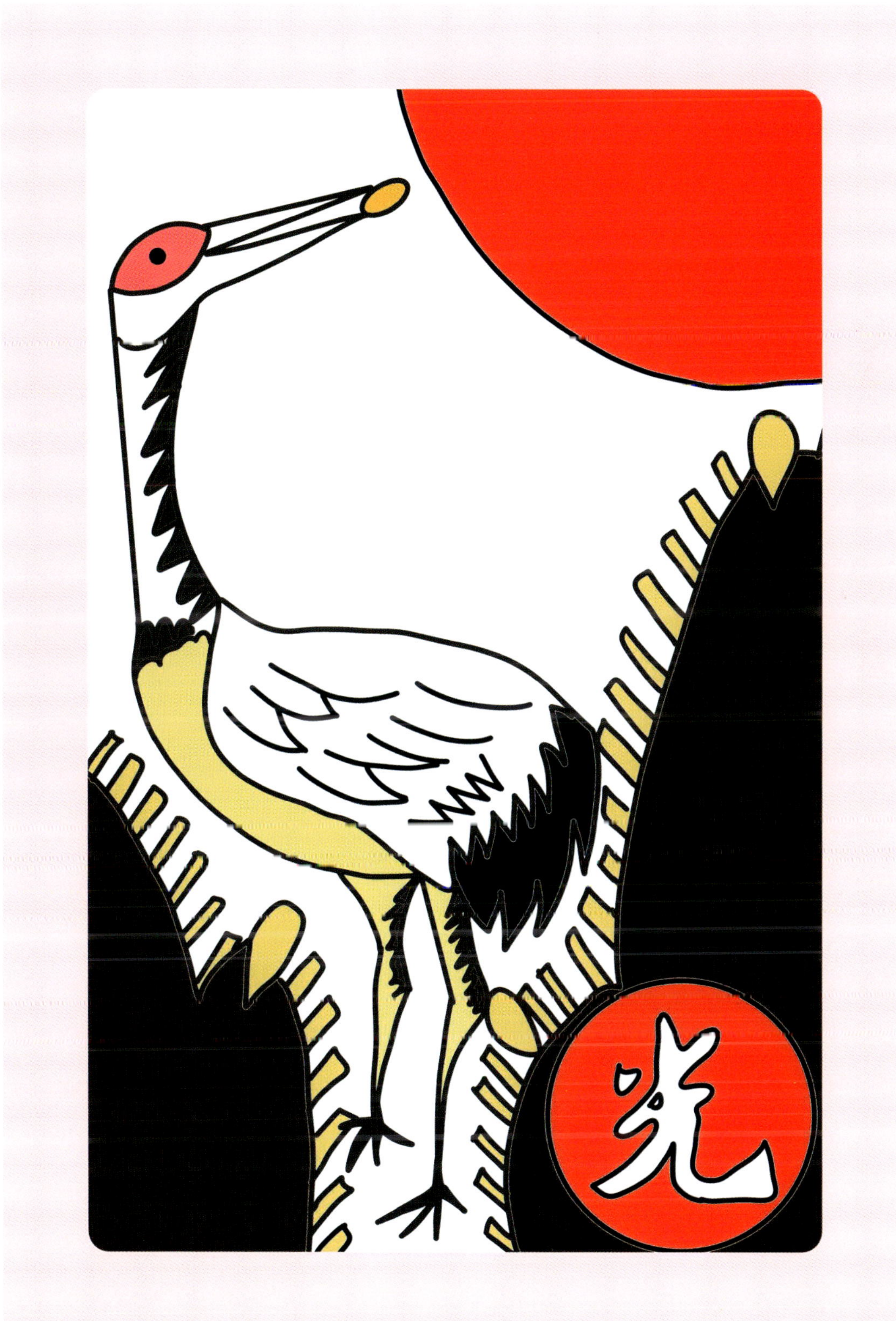

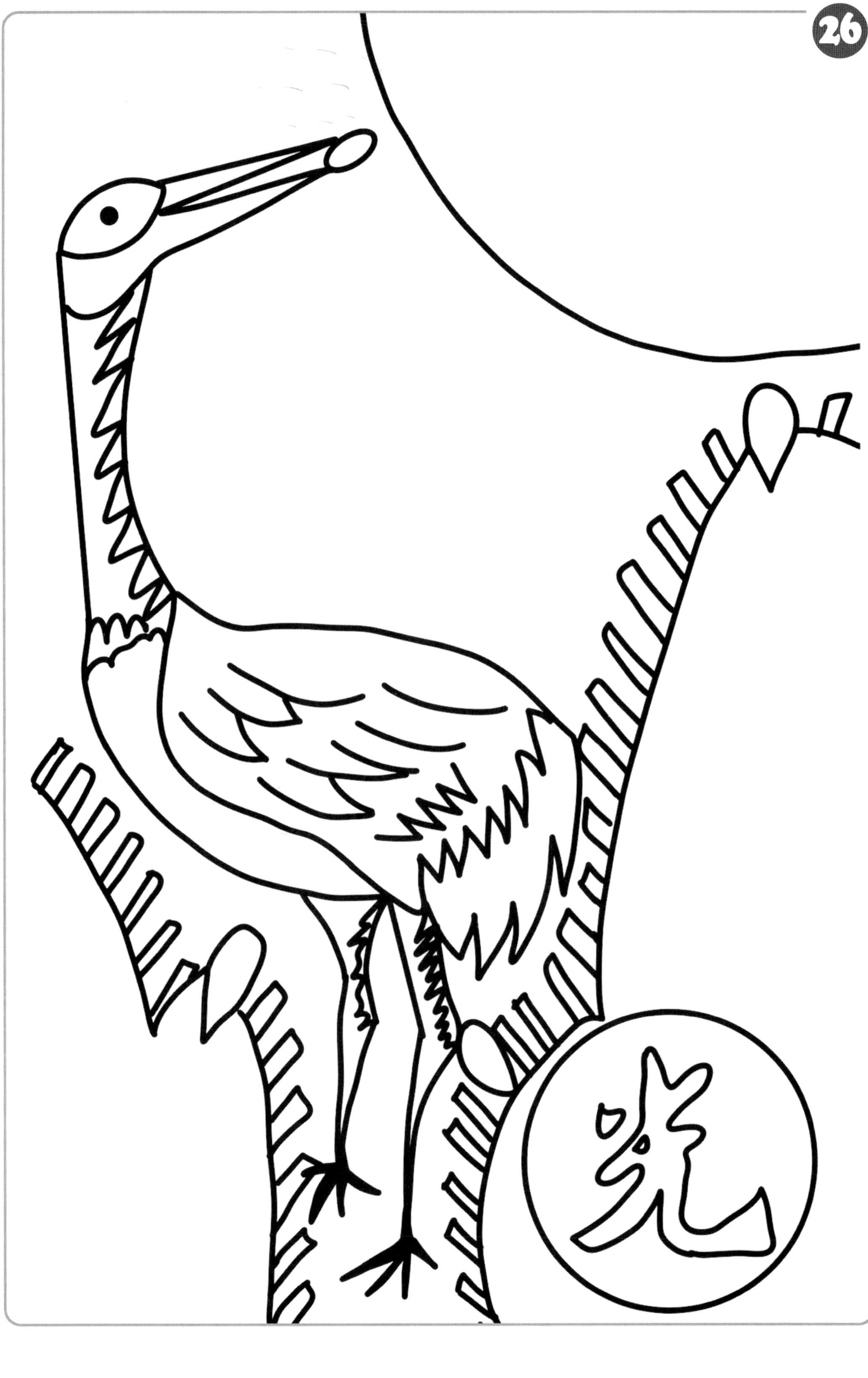
光

2월 • 매화(매조)

일본에서는 2월에 매화축제가 열린답니다. 꽃도 꽃이지만, 열매 또한 입맛을 돋우기 위해 절여서 많이 먹는다고 합니다. 매화나무에 앉아 있는 꾀꼬리 역시 일본에서 초봄을 상징하는 새랍니다.

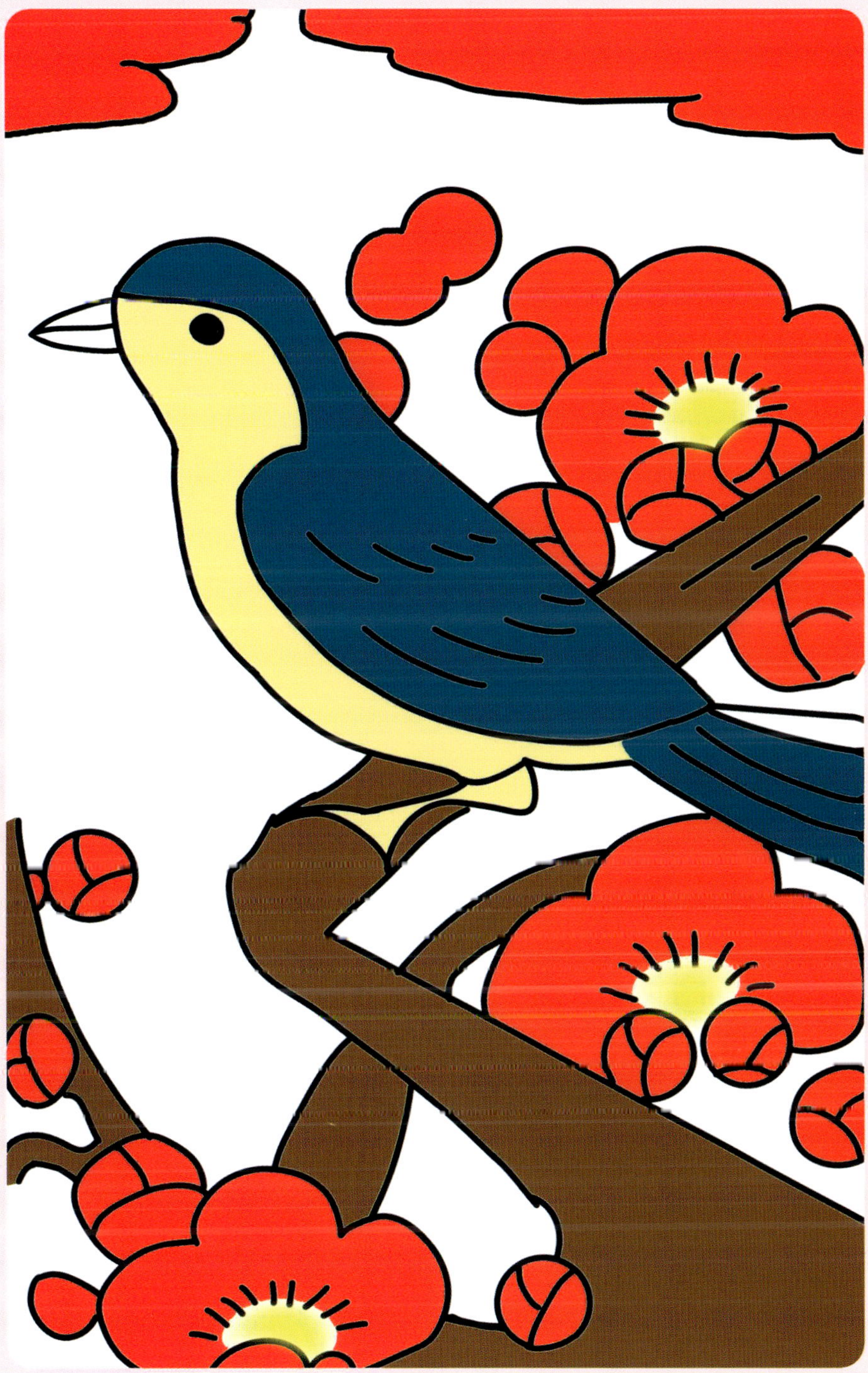

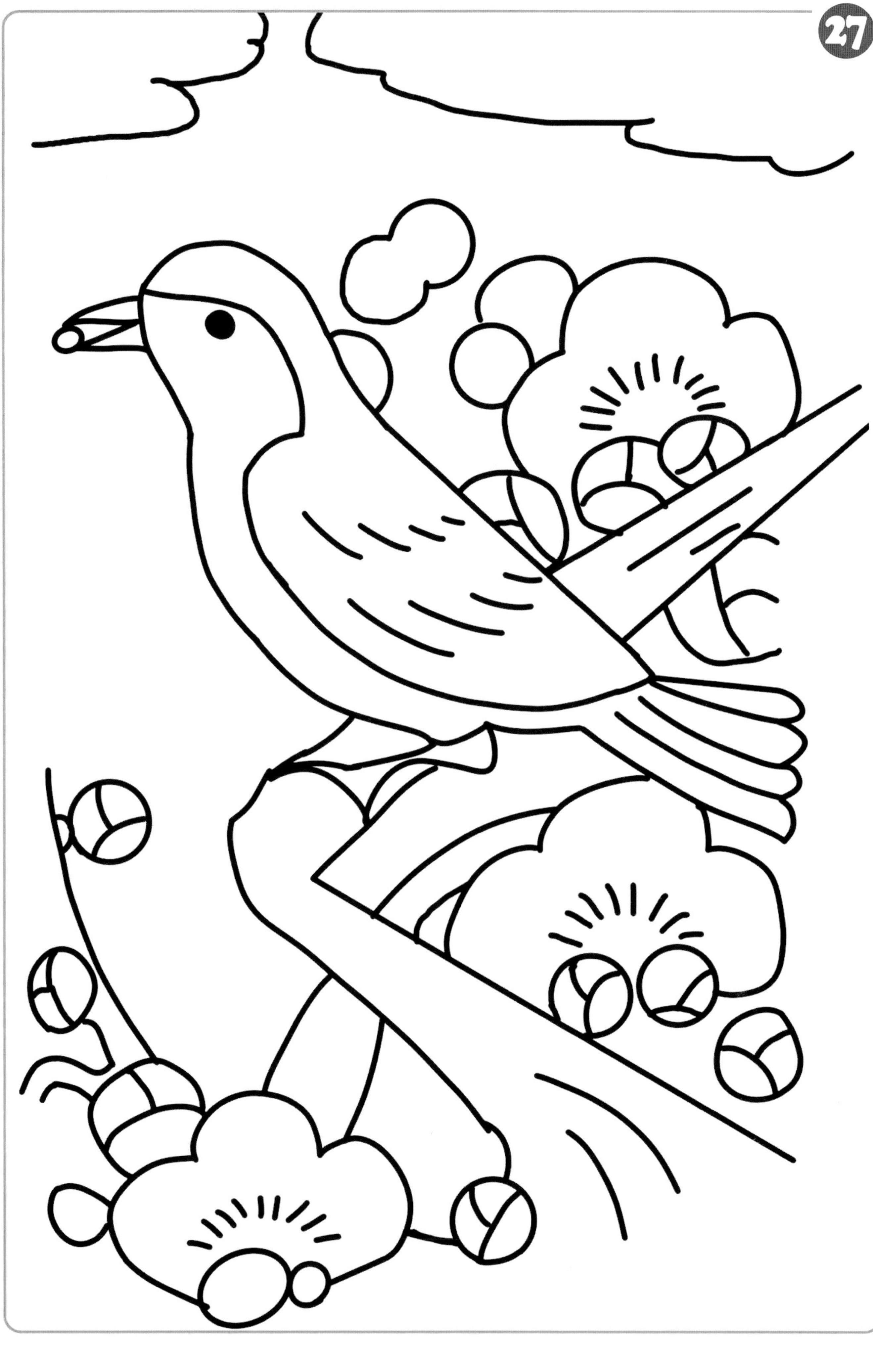

28

3월 • 벚꽃

3월에는 벚꽃이 만발합니다. 벚꽃축제 또한 3월에 최고 절정에 이르고 있지요. 그래서 3월 화투에는 벚꽃이 가득합니다.

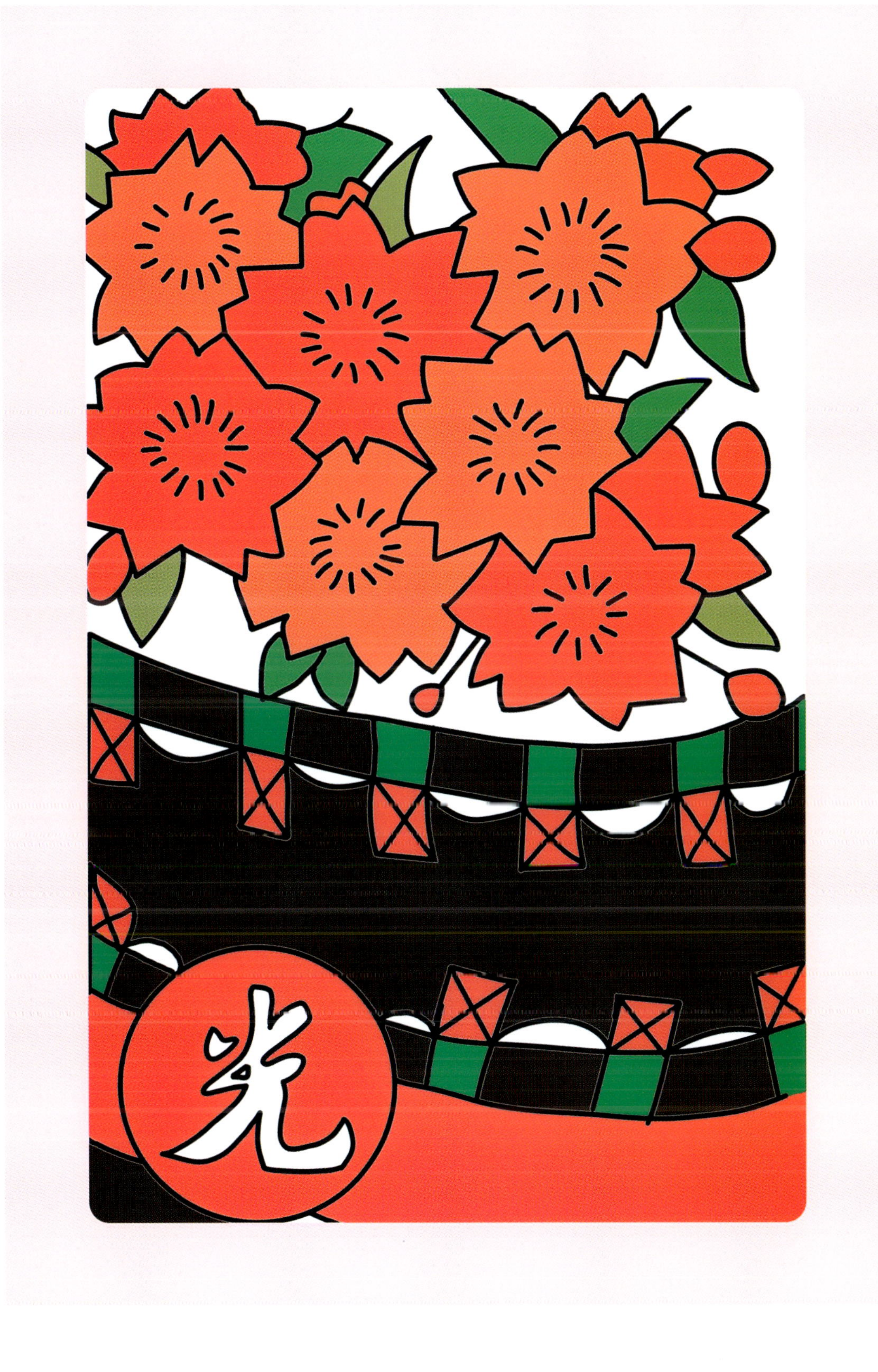

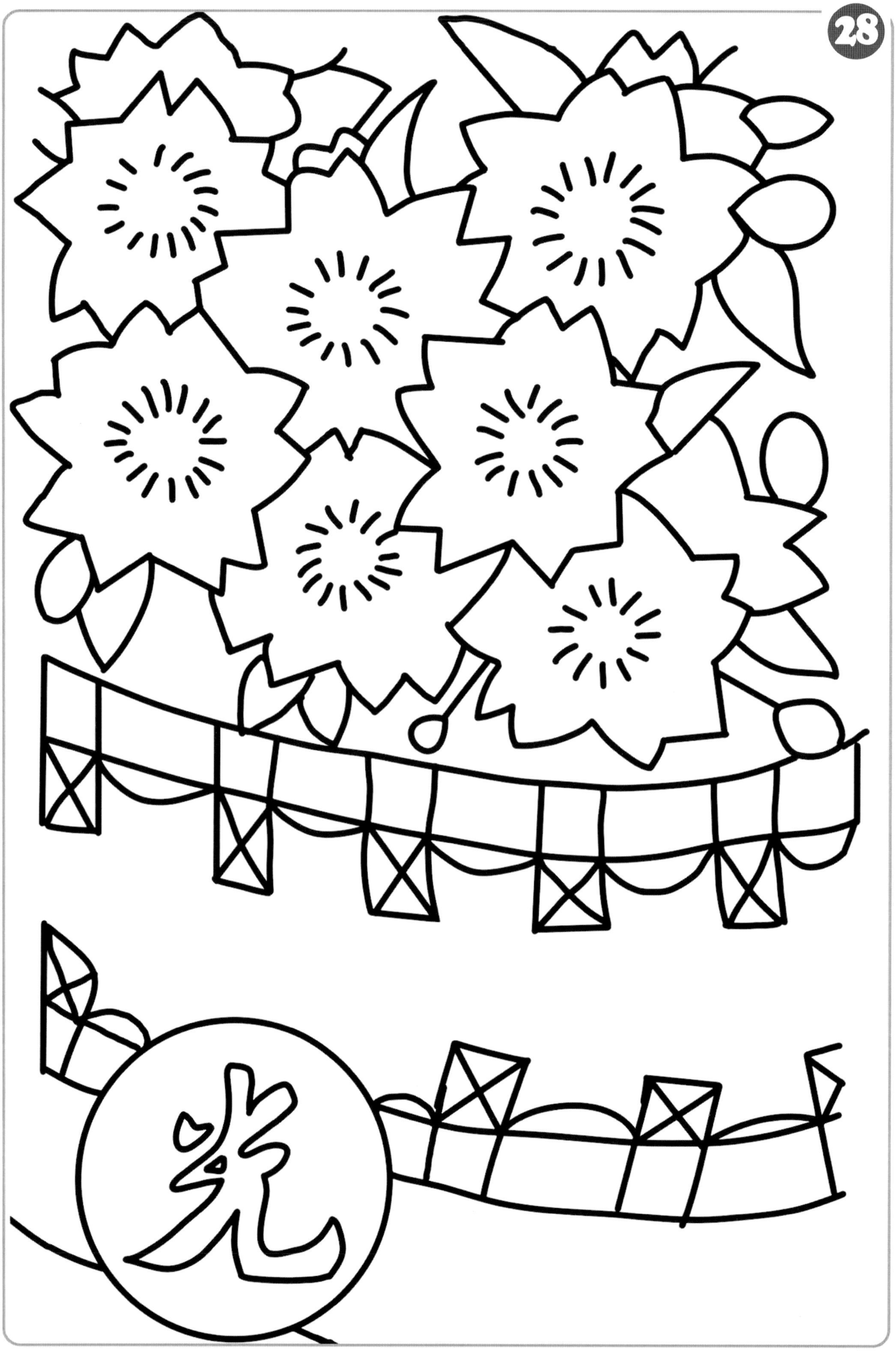
光

29

4월 • 등나무

이 문양을 흑싸리로 알고 있는 사람들이 많지만, 정확하게 말하면 등나무의 줄기와 잎을 그린 것입니다. 일본에서 등나무는 가문의 문장으로도 자주 사용되는 매우 친숙한 나무입니다. 새는 두견새입니다.

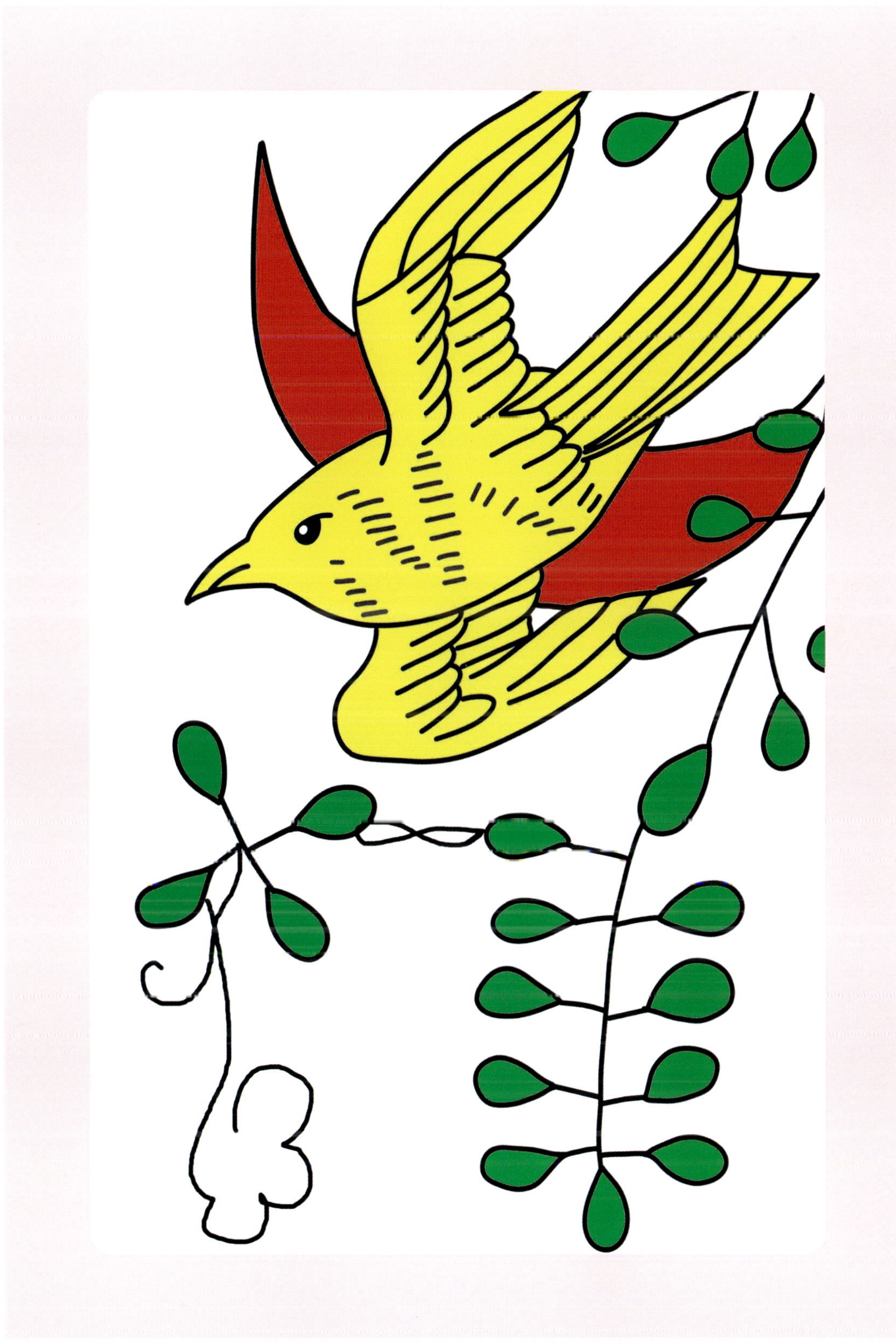

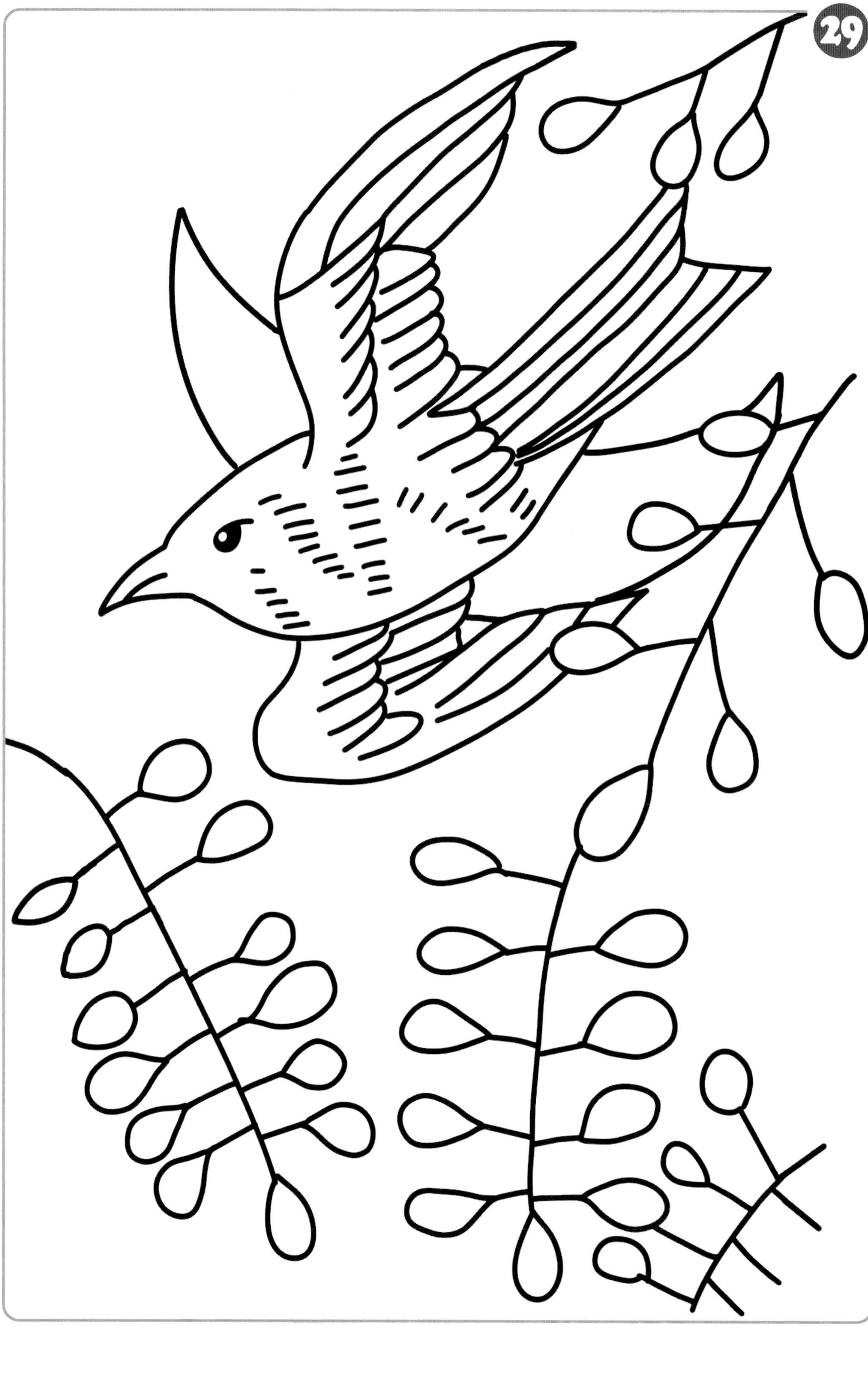

3. 화투 색칠하기

30

5월 • 꽃창포

5월의 화초는 꽃창포입니다. 많은 사람이 난초로 알고 있는데 꽃창포가 맞습니다. 창포는 잎 모양이 칼 모양과 비슷하며, 뿌리를 삶은 물로 머리를 감으면 이가 죽습니다. 그래서 우리나라에서는 단옷날 창포물에 머리를 감는 풍습이 있습니다.

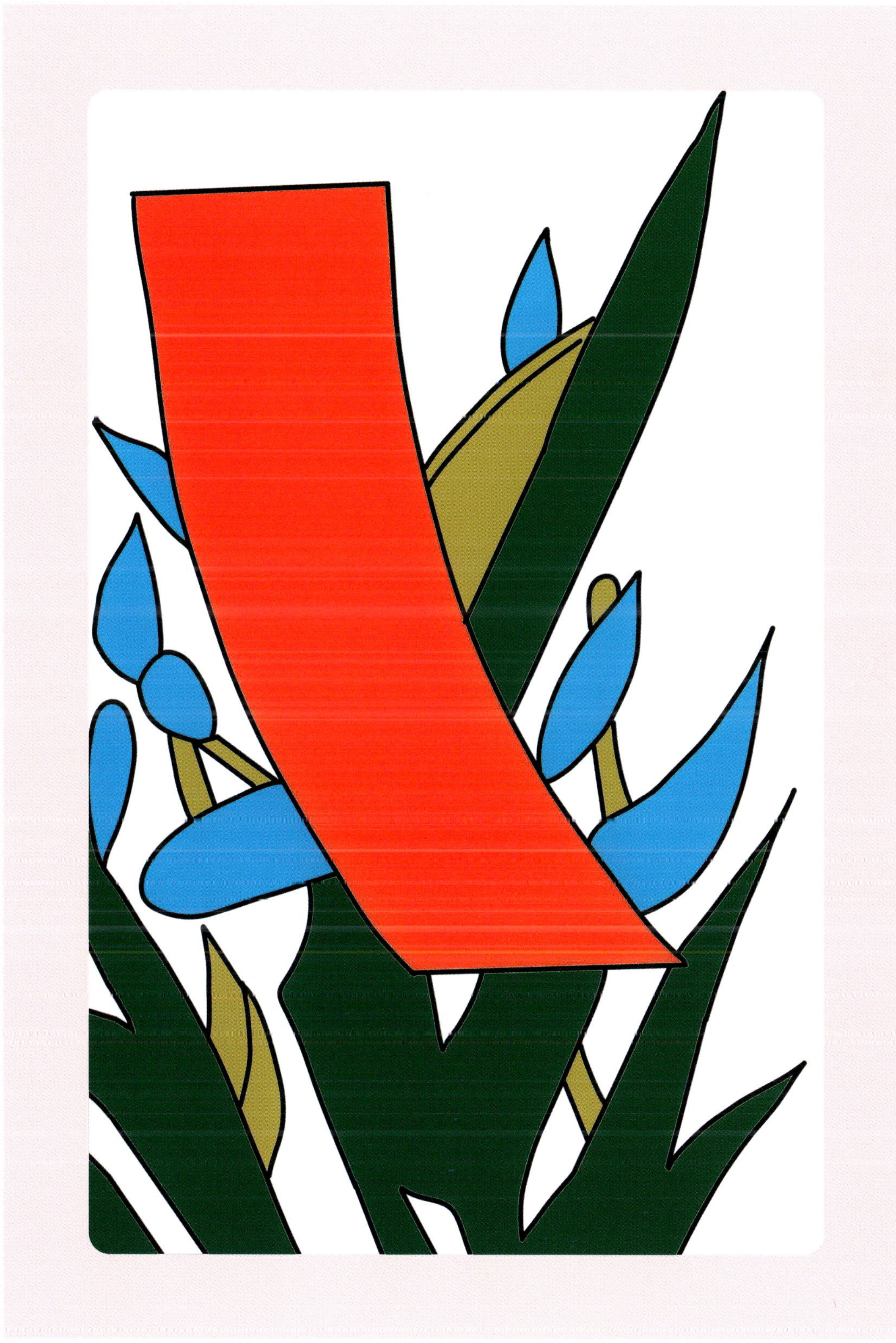

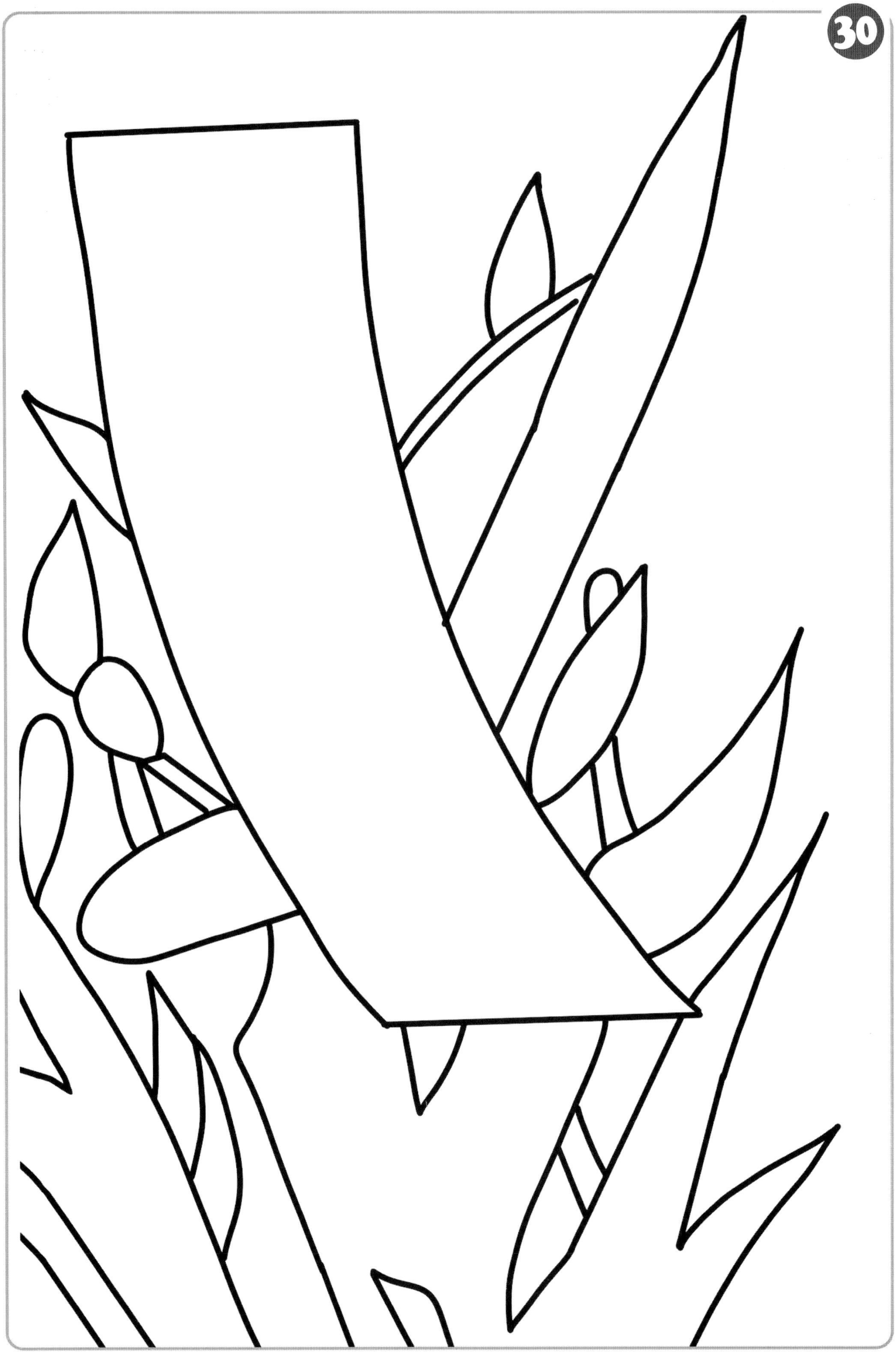

6월 • 목단

6월은 모란꽃입니다. 모란꽃은 고귀한 이미지를 가지고 있고, 한국에서는 모란꽃이 향기가 없어서 오래전부터 벌이나 나비를 그리지 않지만, 일본에서는 모란과 나비가 함께 등장하고 있습니다.

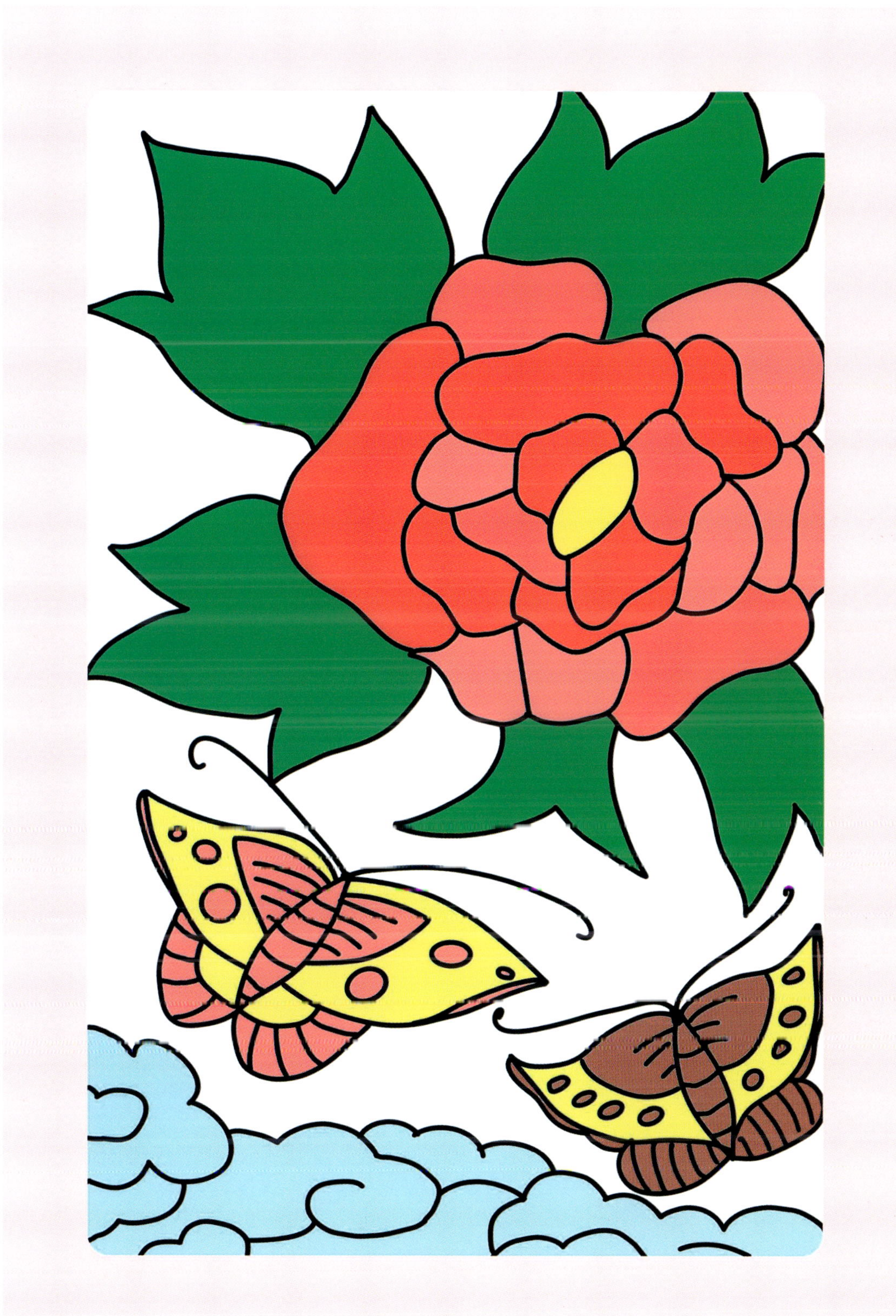

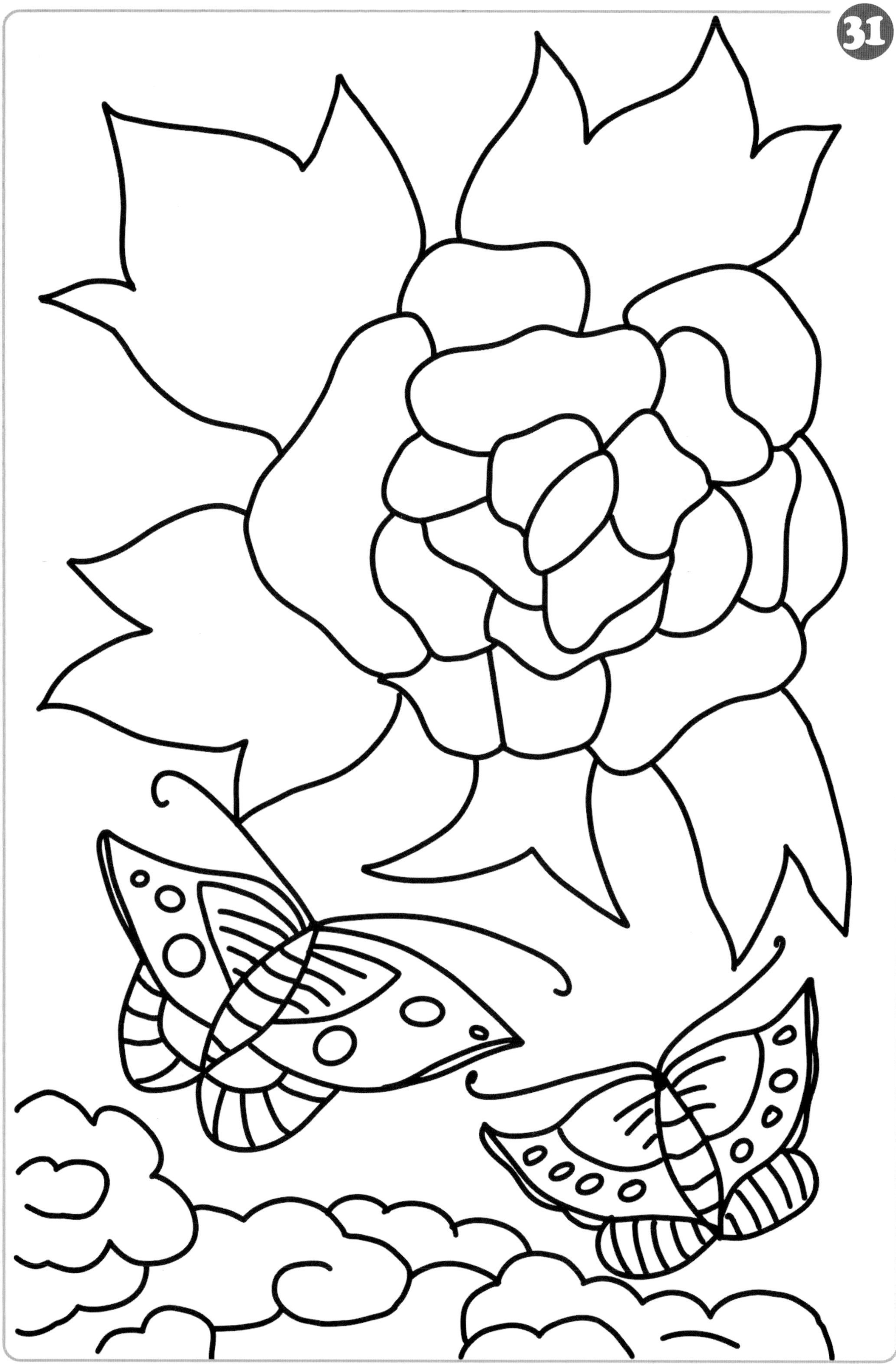

32

7월 • 홍싸리

7월 화투의 문양은 싸리나무입니다. 일본에서 싸리나무는 가을을 대표하는 일곱 가지 꽃 중 하나입니다. 함께 그린 동물은 멧돼지인데, 일본에서는 멧돼지 사냥을 7월에 많이 했답니다.

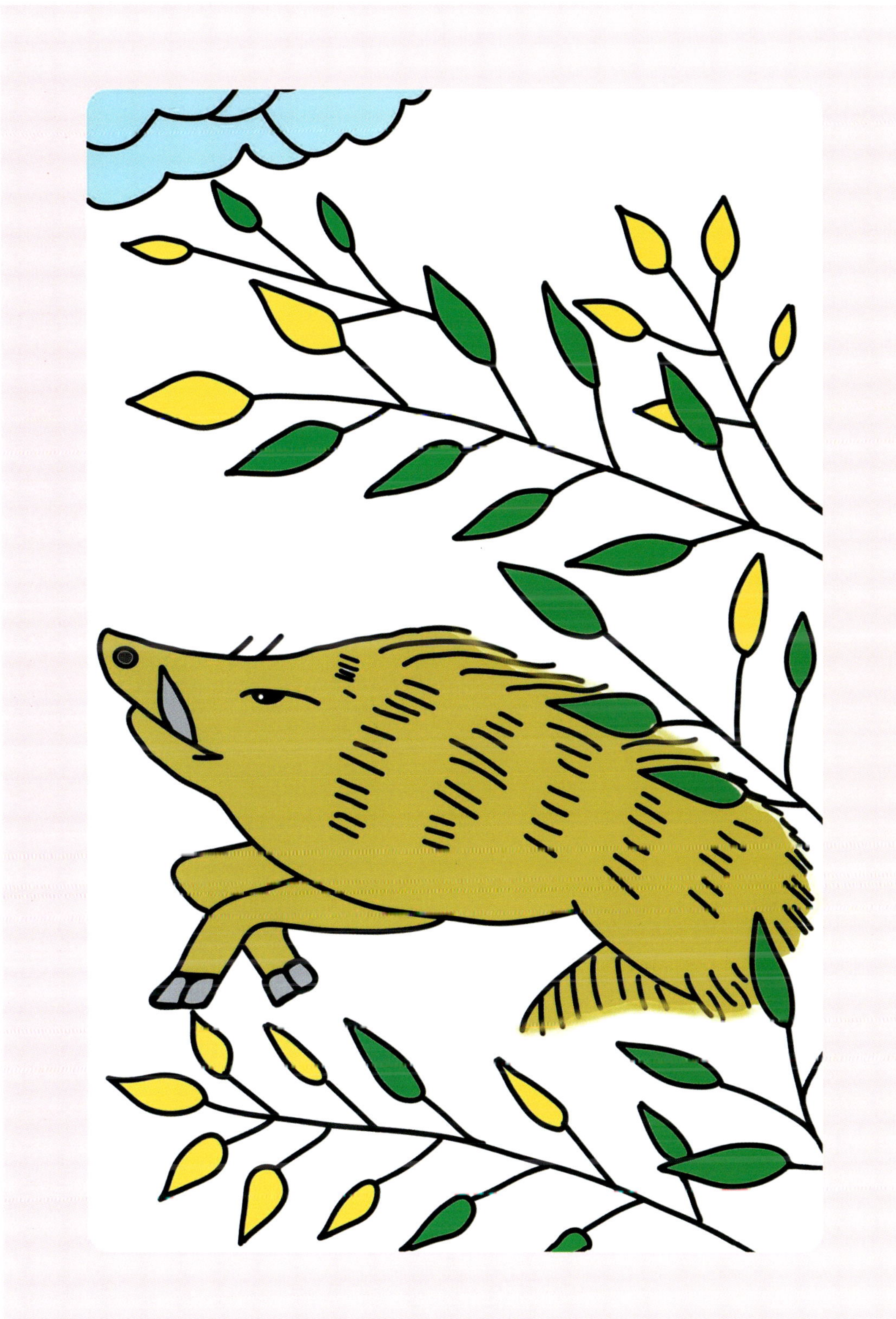

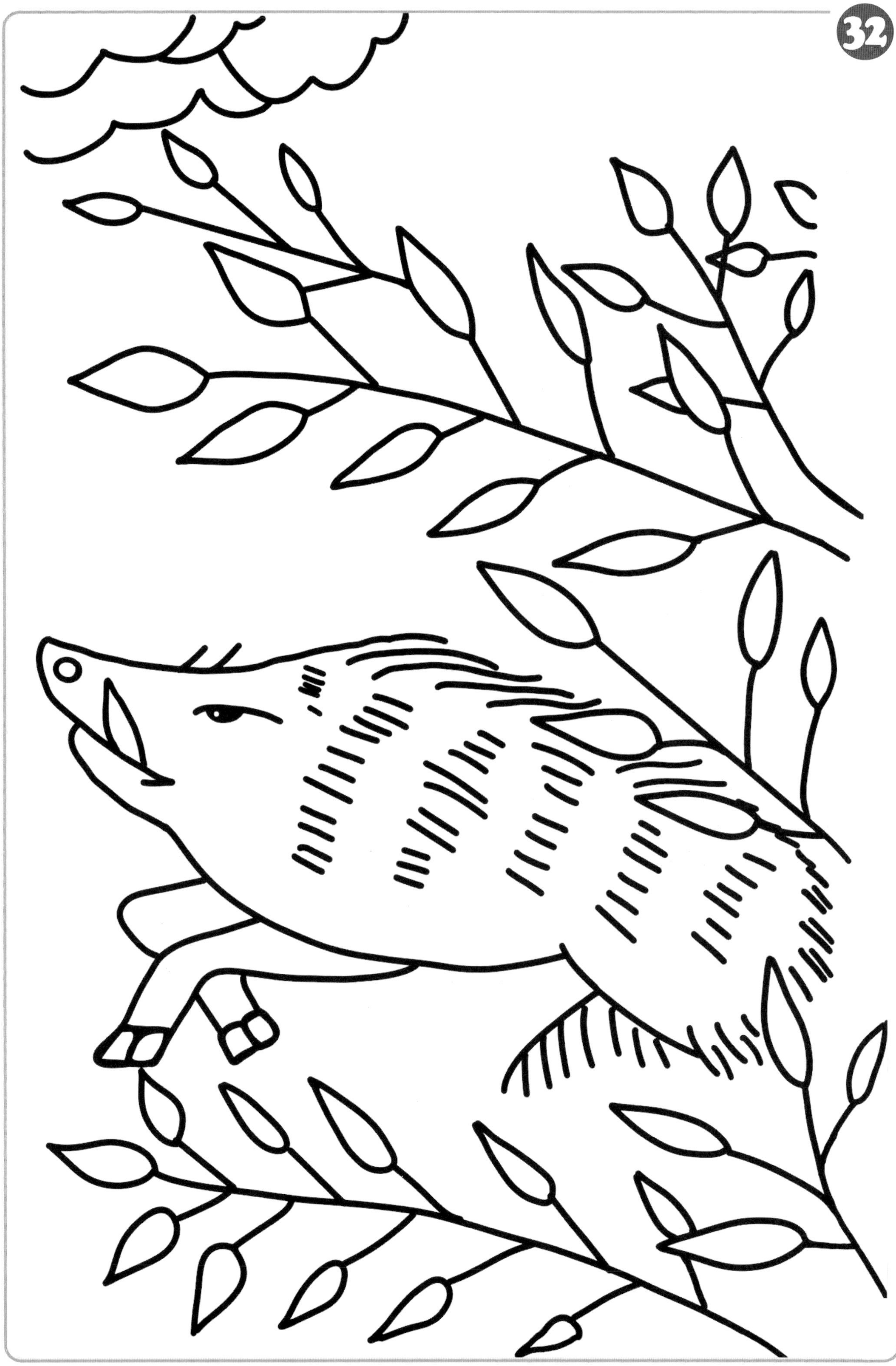

8월 • 공산(공산명월)

8월은 산과 보름달, 기러기 세 마리를 볼 수 있습니다. 일본에서는 8월이 '달맞이'의 계절이며, 기러기가 대이동을 시작하는 시기입니다. 이 8월의 문양은 한국과 일본이 조금 다르답니다.

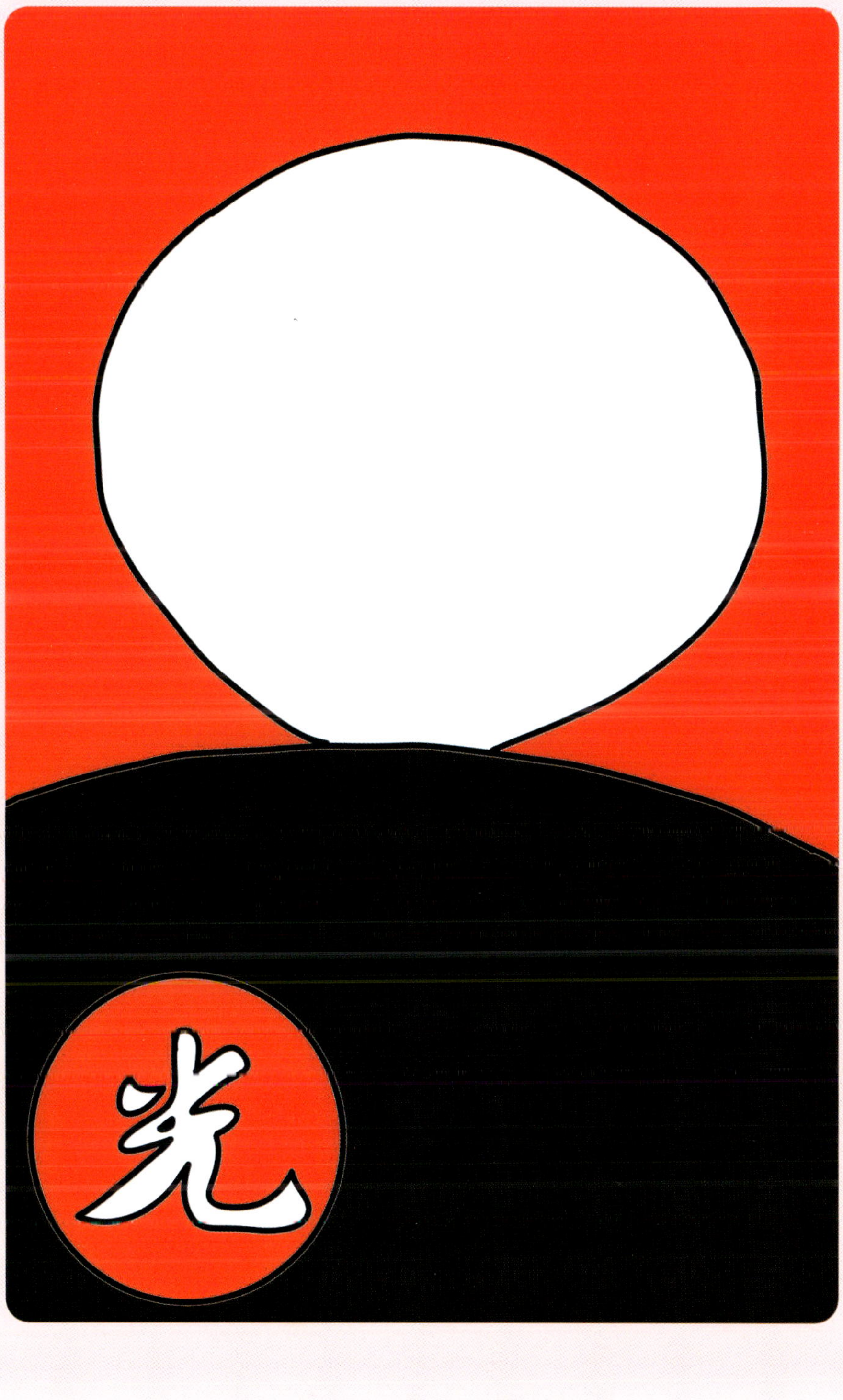

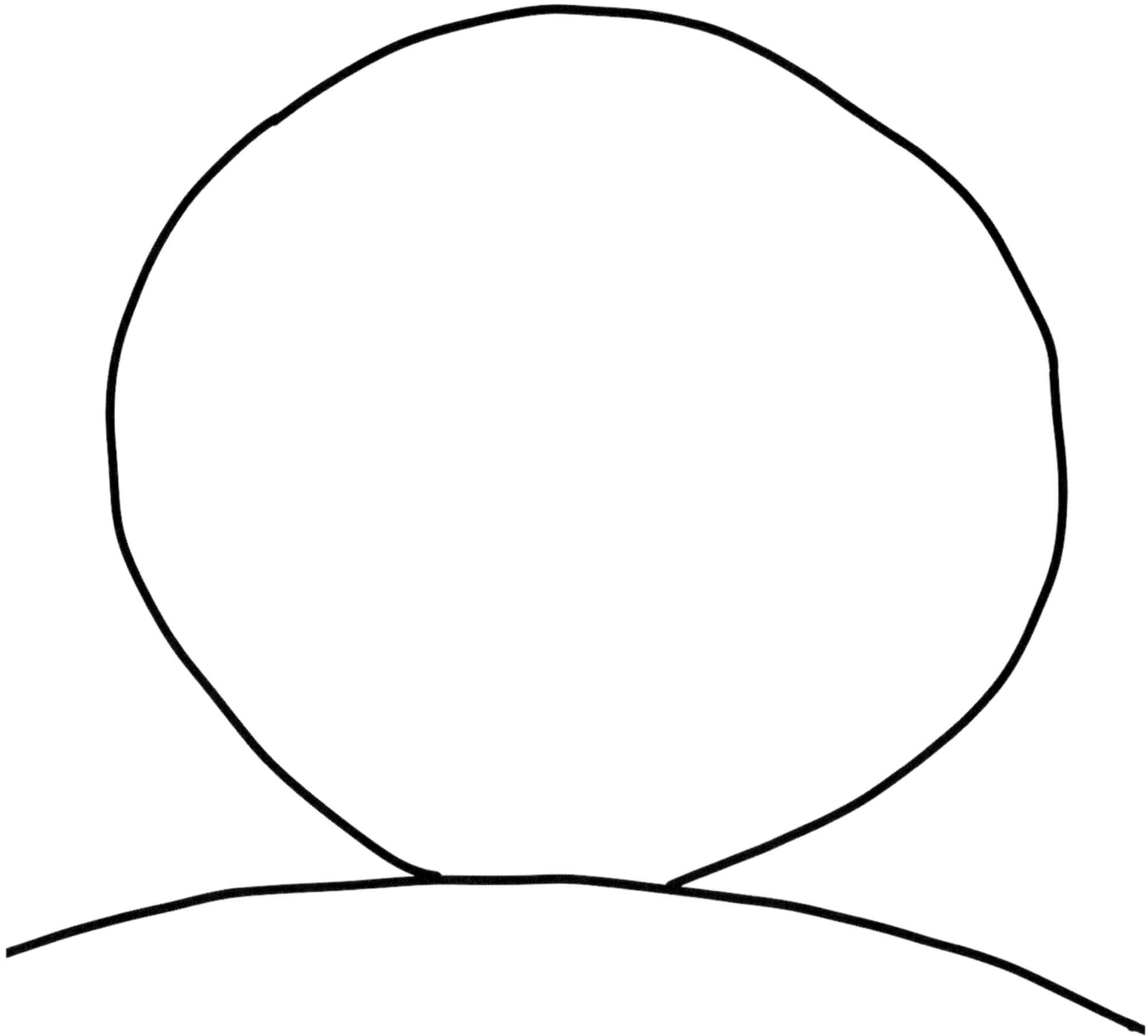

光

3. 화투 색칠하기

34

9월 • 국화

9월에 일본에서는 국화축제가 열린답니다. 특히, 음력 9월 9일은 중양절(中陽節)로 예로부터 일본에서는 이날 국화주를 마시며, 무병장수를 기원했다고 합니다. 열 끝자리인 쌍피에는 목숨 수(壽)자가 새겨진 비단 꾸러미가 물과 함께 그려져 있습니다.

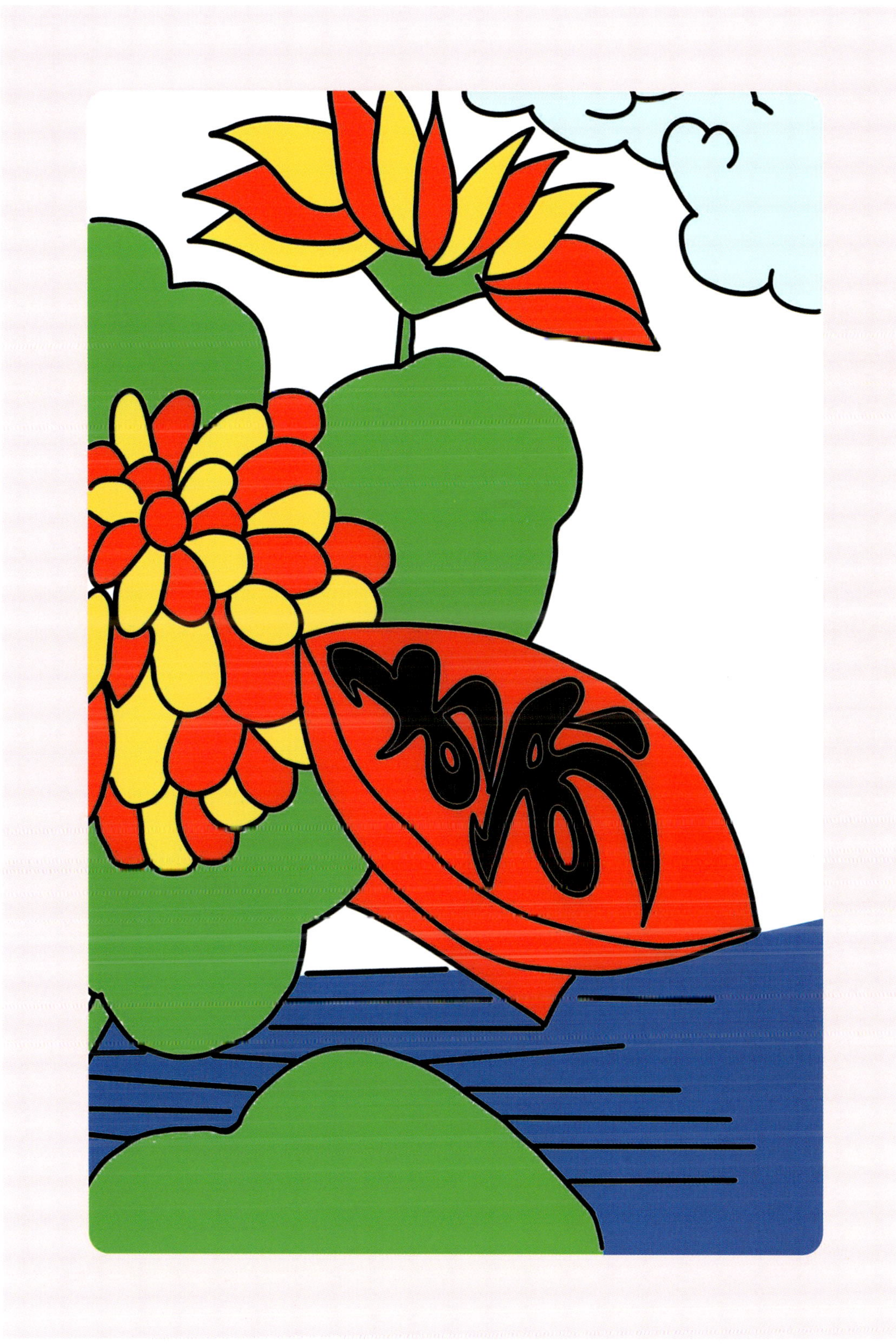

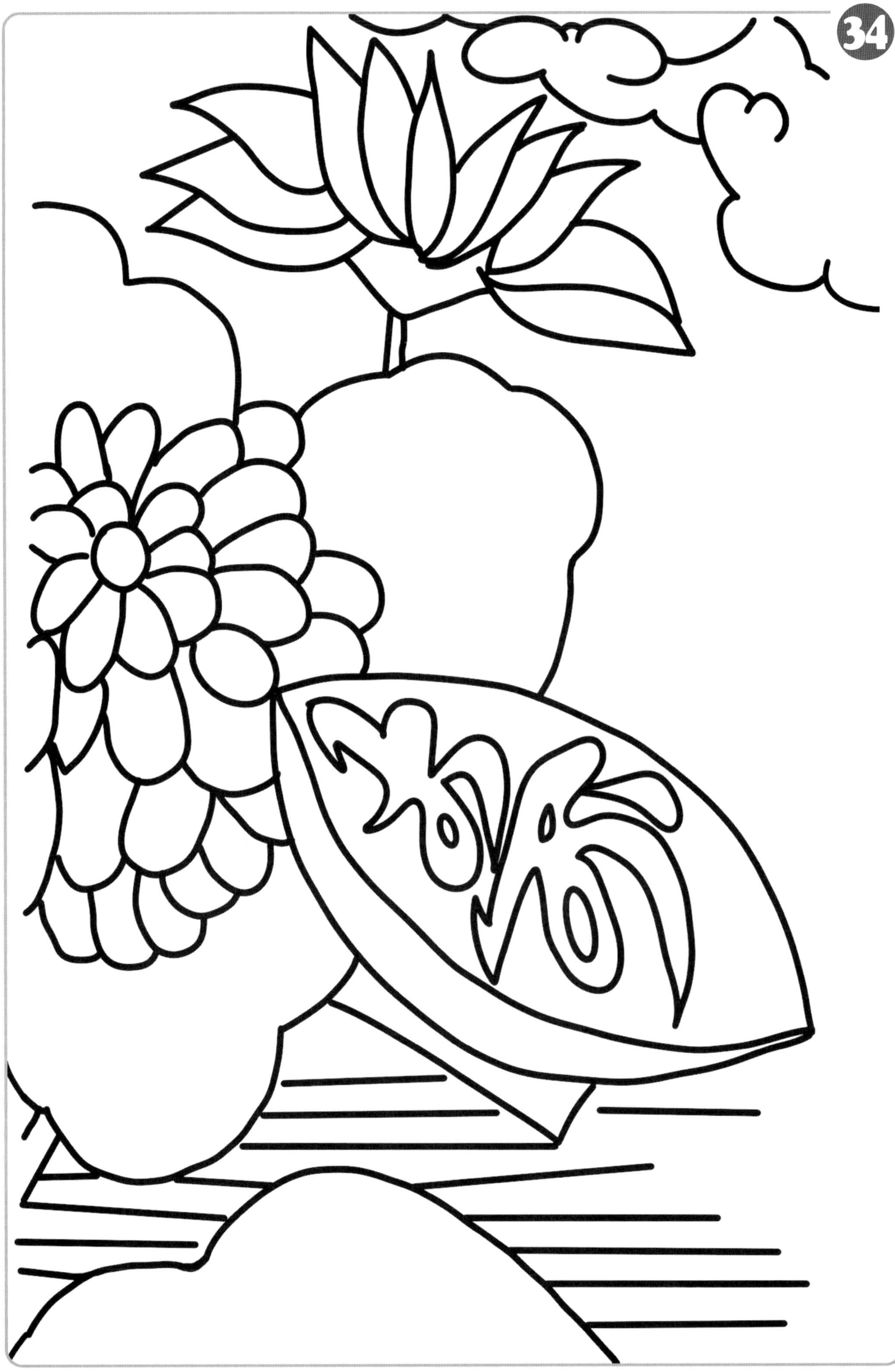

35 10월 • 단풍

10월은 단풍의 계절입니다. 단풍이 물들기 시작할 무렵, 일본인들은 단풍나무의 색채 변화를 즐긴다고 합니다. 10자리에 함께 그려진 사슴은 일본의 근대에 유행했던 사슴사냥을 의미합니다.

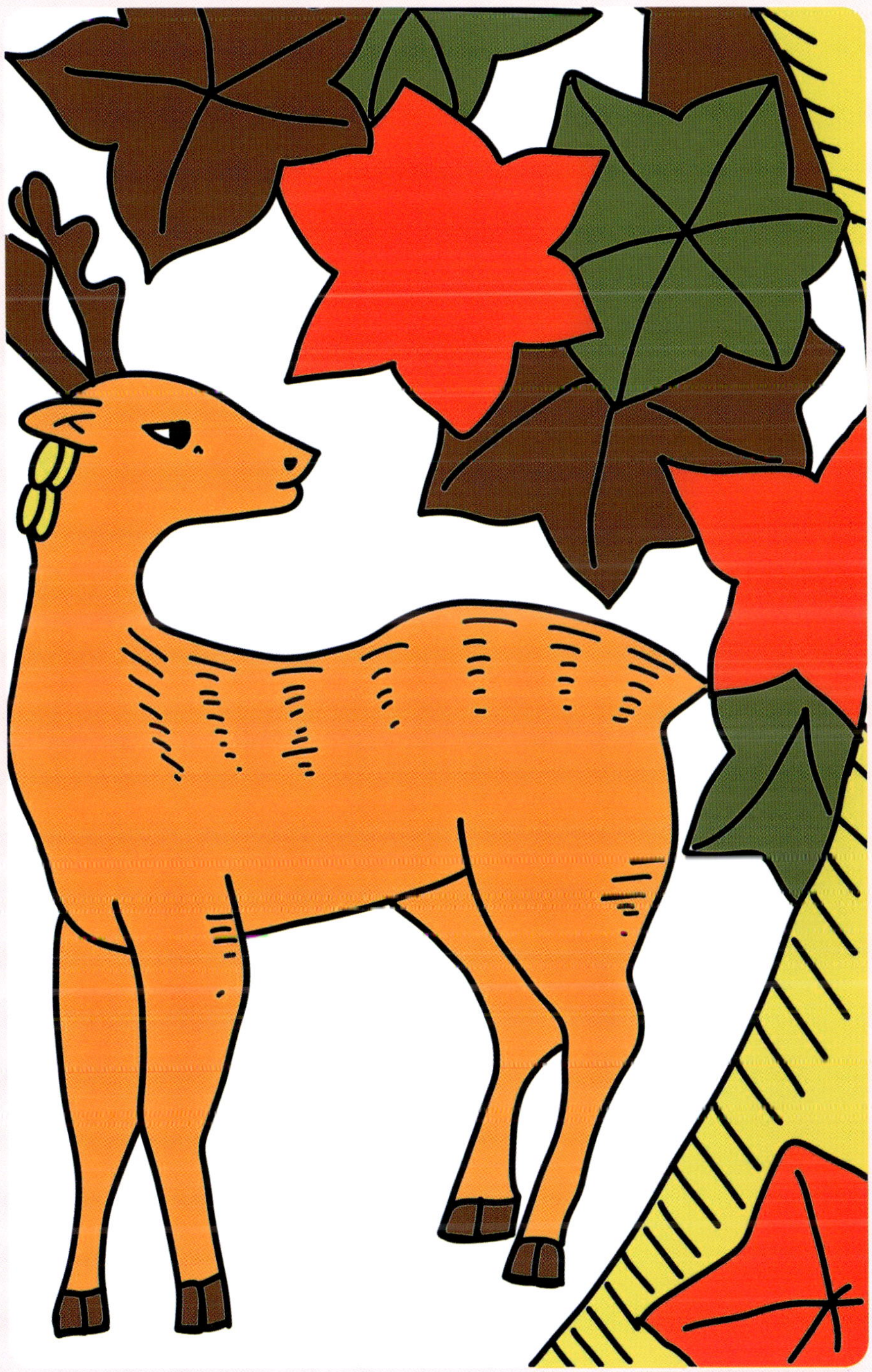

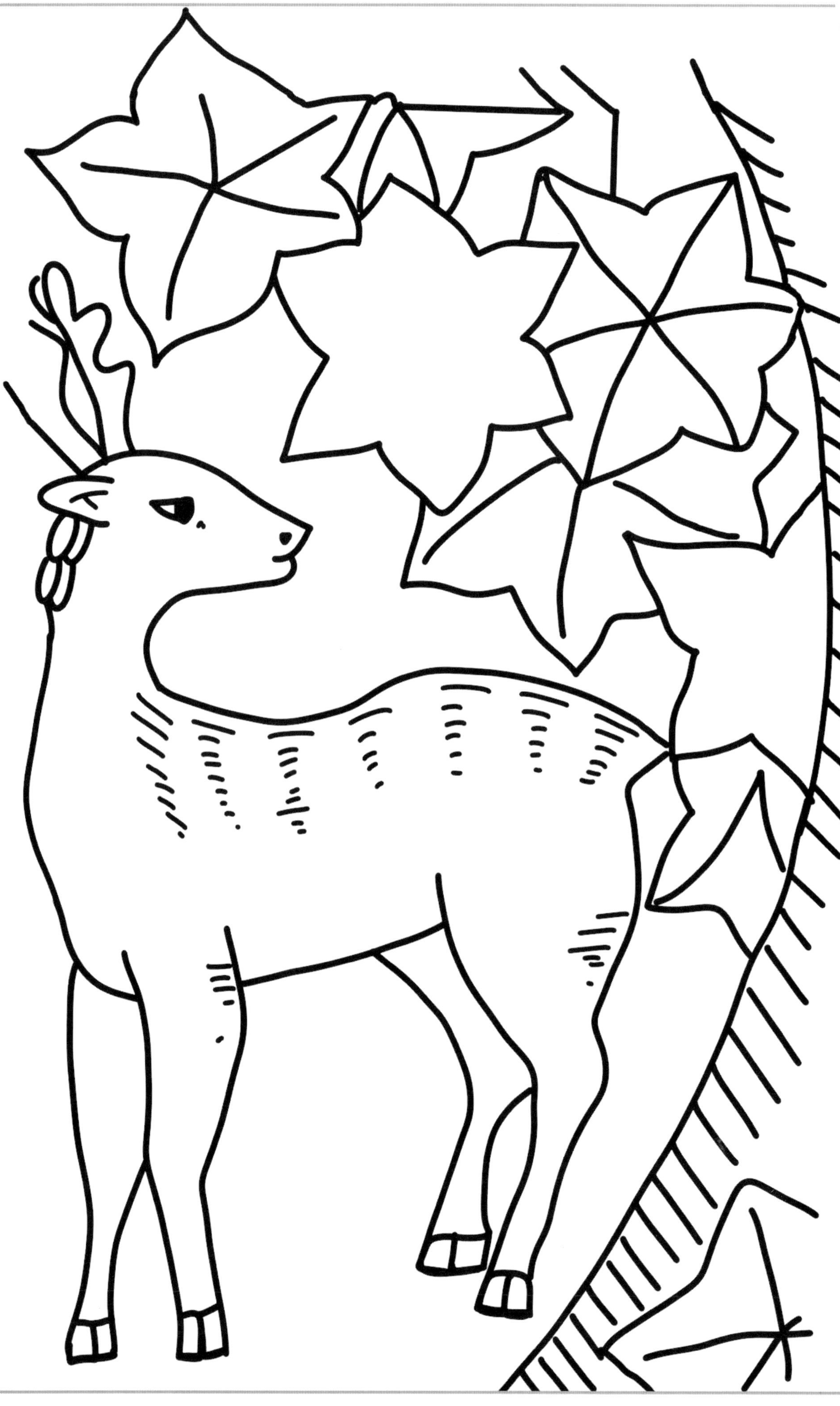

11월 • 오동

11월 오동은 가장 사랑을 받는 화투랍니다. 오동의 '동'을 강하게 발음해서 '똥'이라고도 합니다. 오동의 광에는 봉황의 머리로 막부시대의 최고 권력자였던 쇼군의 지위와 품격을 상징하는 것이며 검은색 오동잎 또한 쇼군을 상징하는 문양이랍니다.

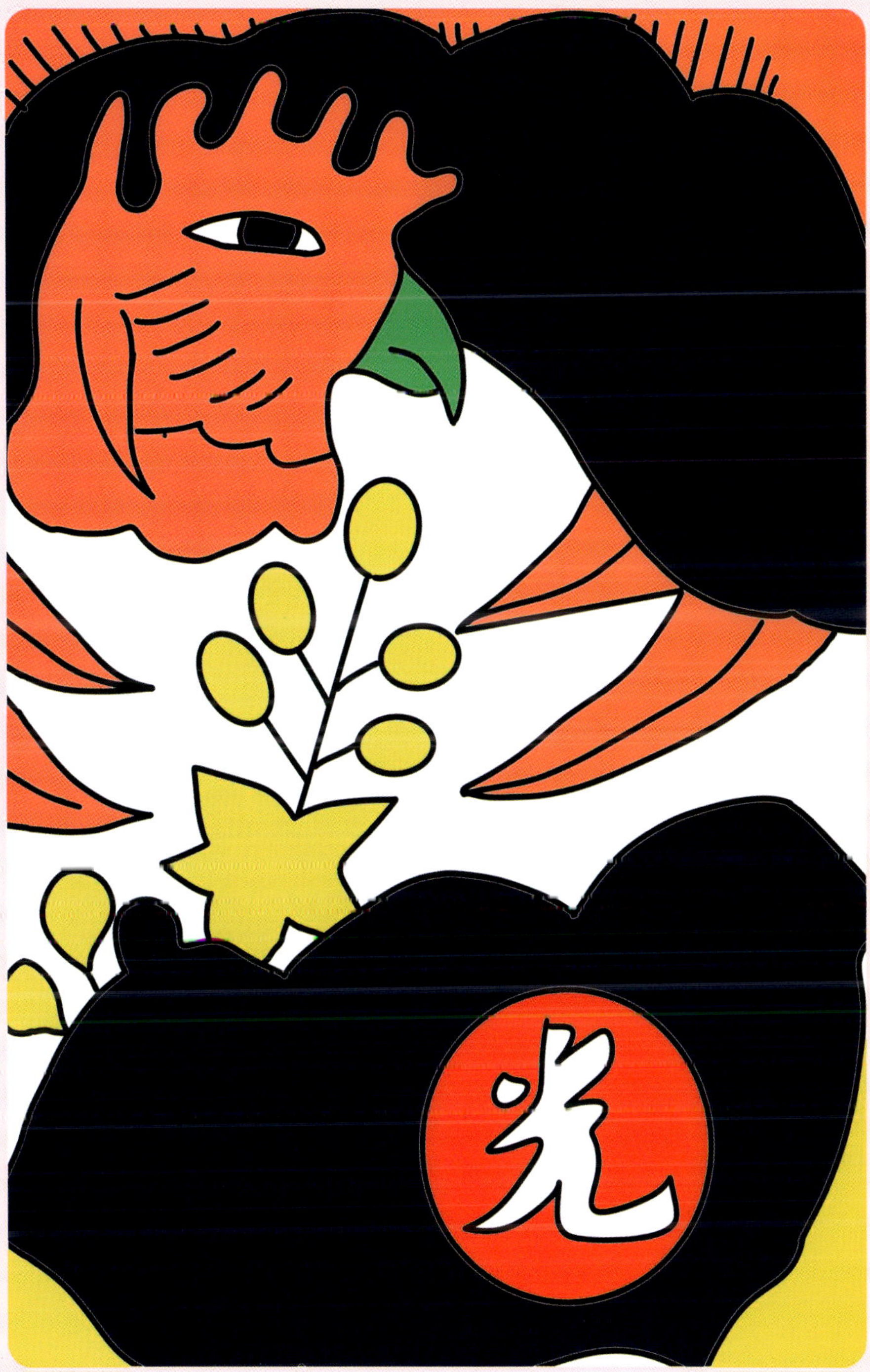

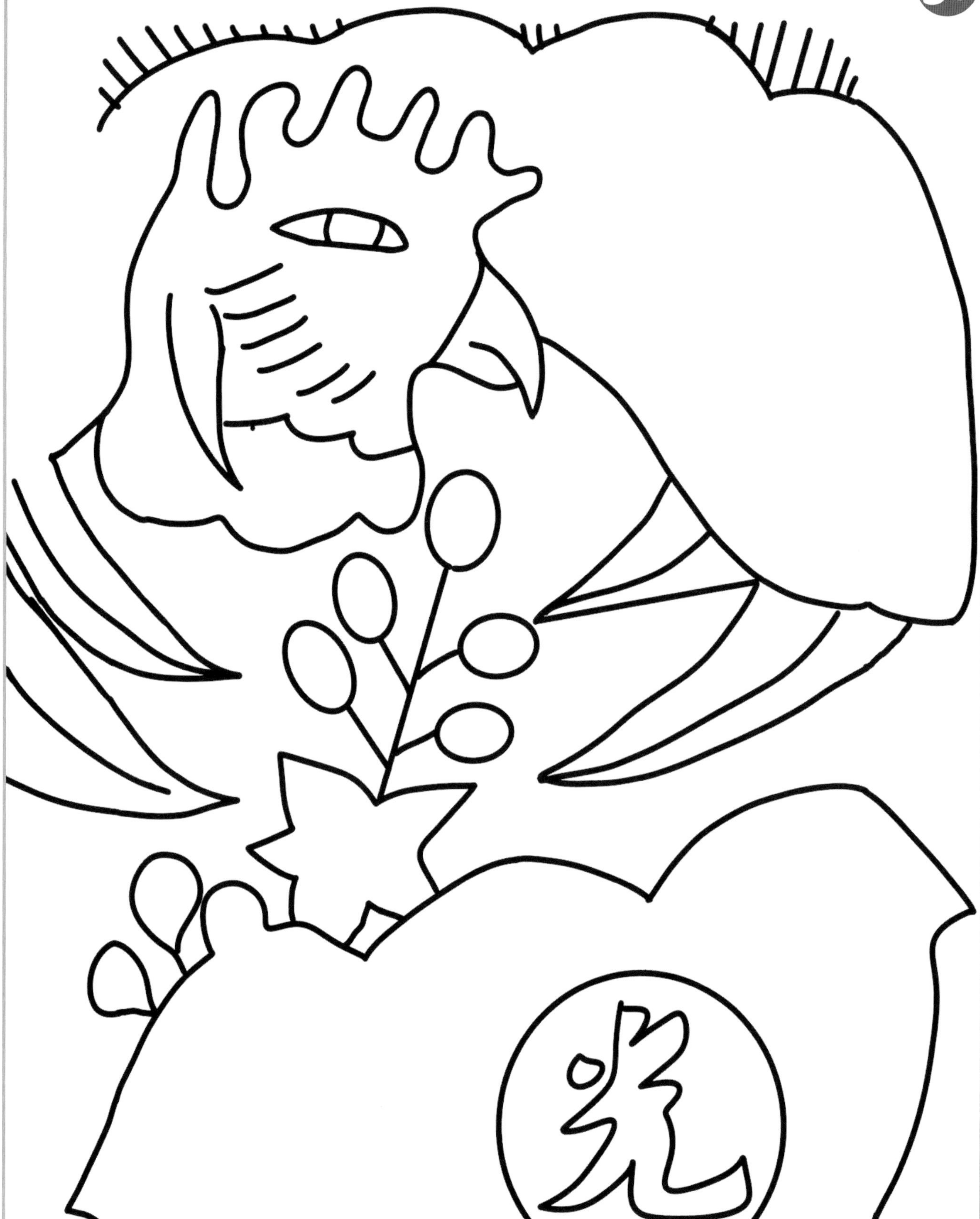
光

12월 • 비(雨)

12월의 문양 비(雨)는 일본에서는 11월 문양입니다. 한국으로 건너오면서 11월과 12월의 순서가 서로 바뀌었다고 하네요. 비광을 보면 한 사람이 우산을 쓰고 있습니다. 그리고 다른 달의 광은 광(光) 자가 아래쪽에 있는 데 반해, 이 비광은 광(光) 자가 위쪽에 있습니다.

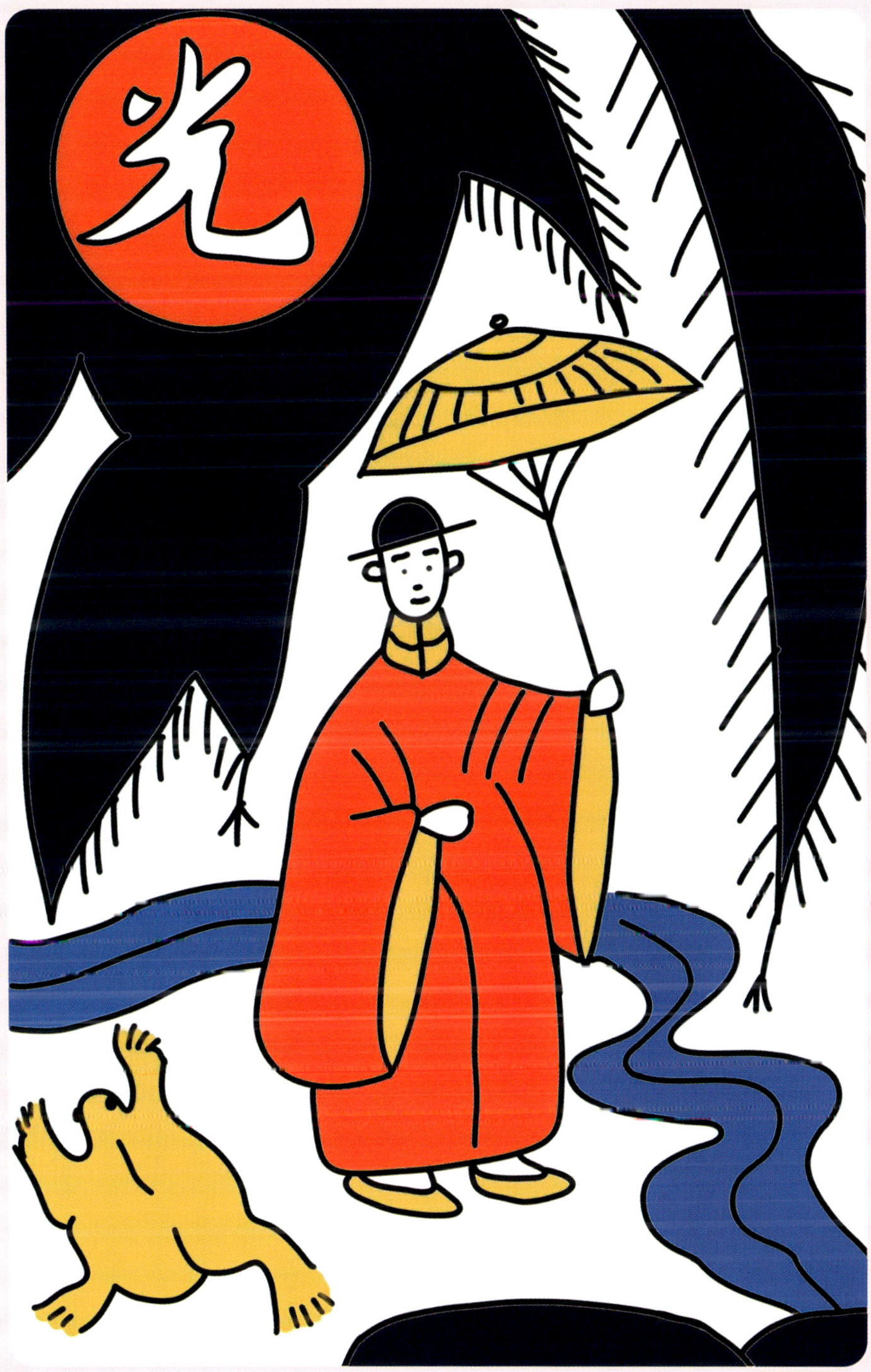

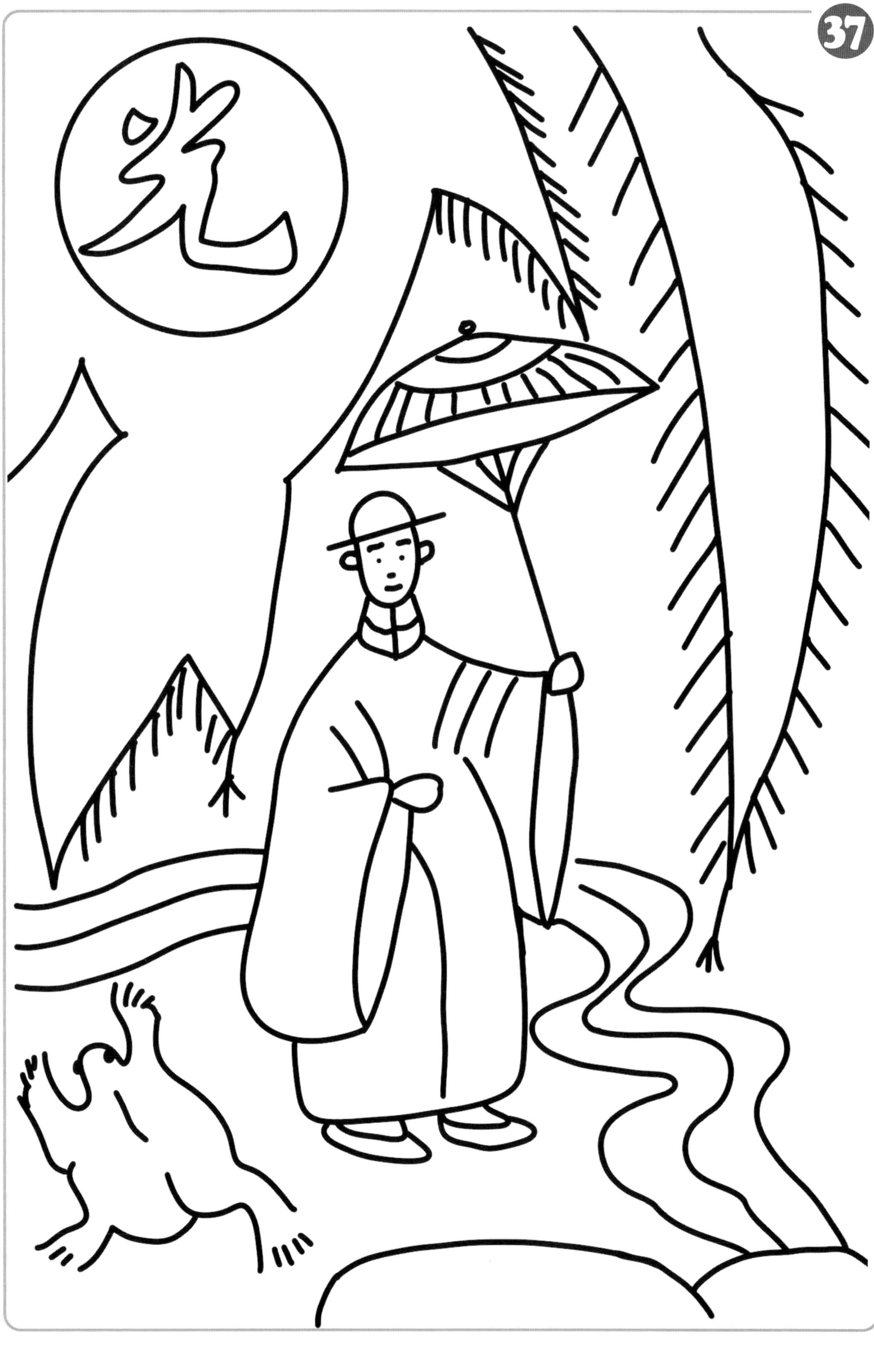
光

38

달님에게 가는 길

햇님이 달님을 찾아갑니다. 파란 구름을 피해 달님에게 가는 길을 찾아보세요.

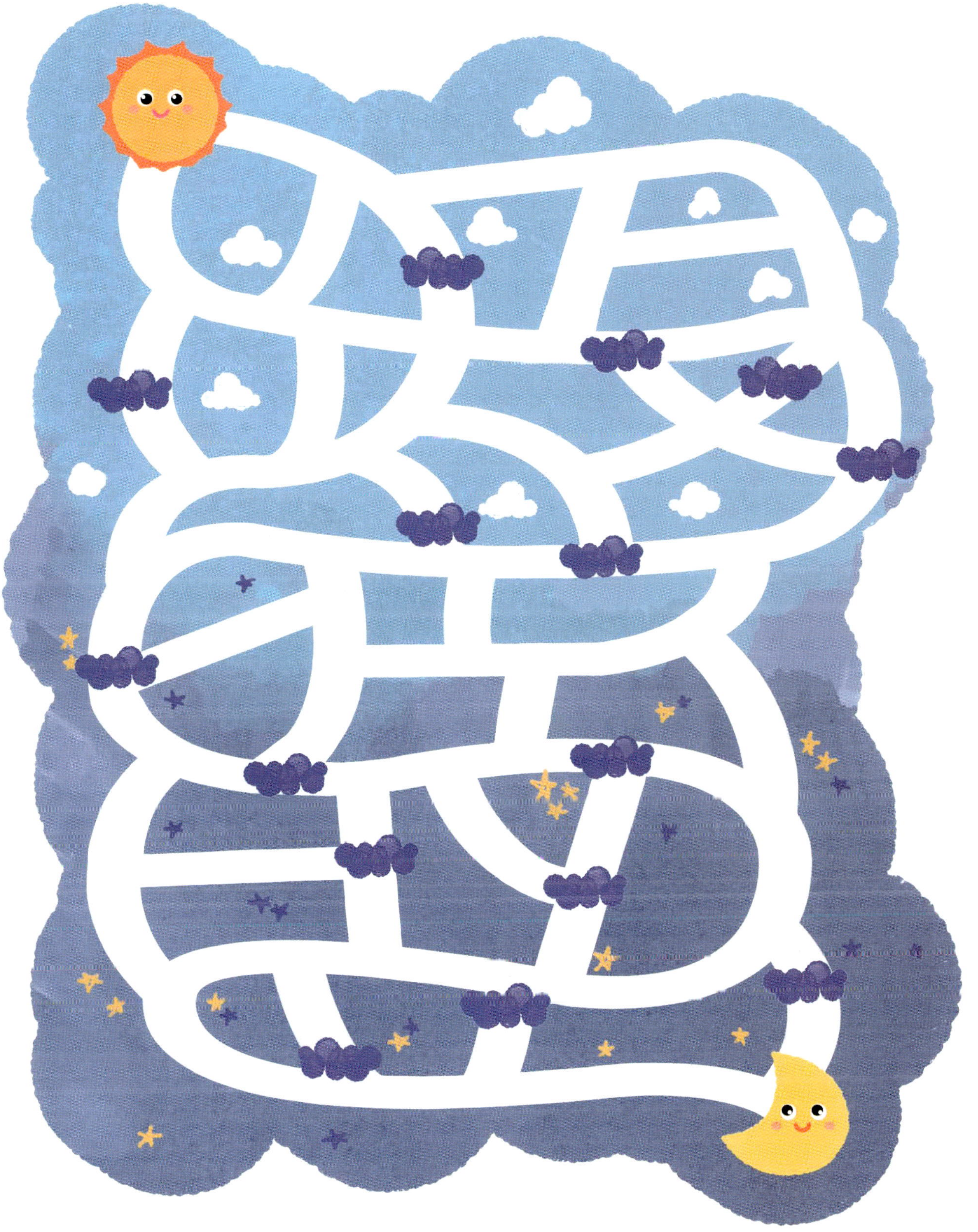

햇님이 달님을 찾아가는 길입니다. 길을 찾고 색을 칠해보세요.

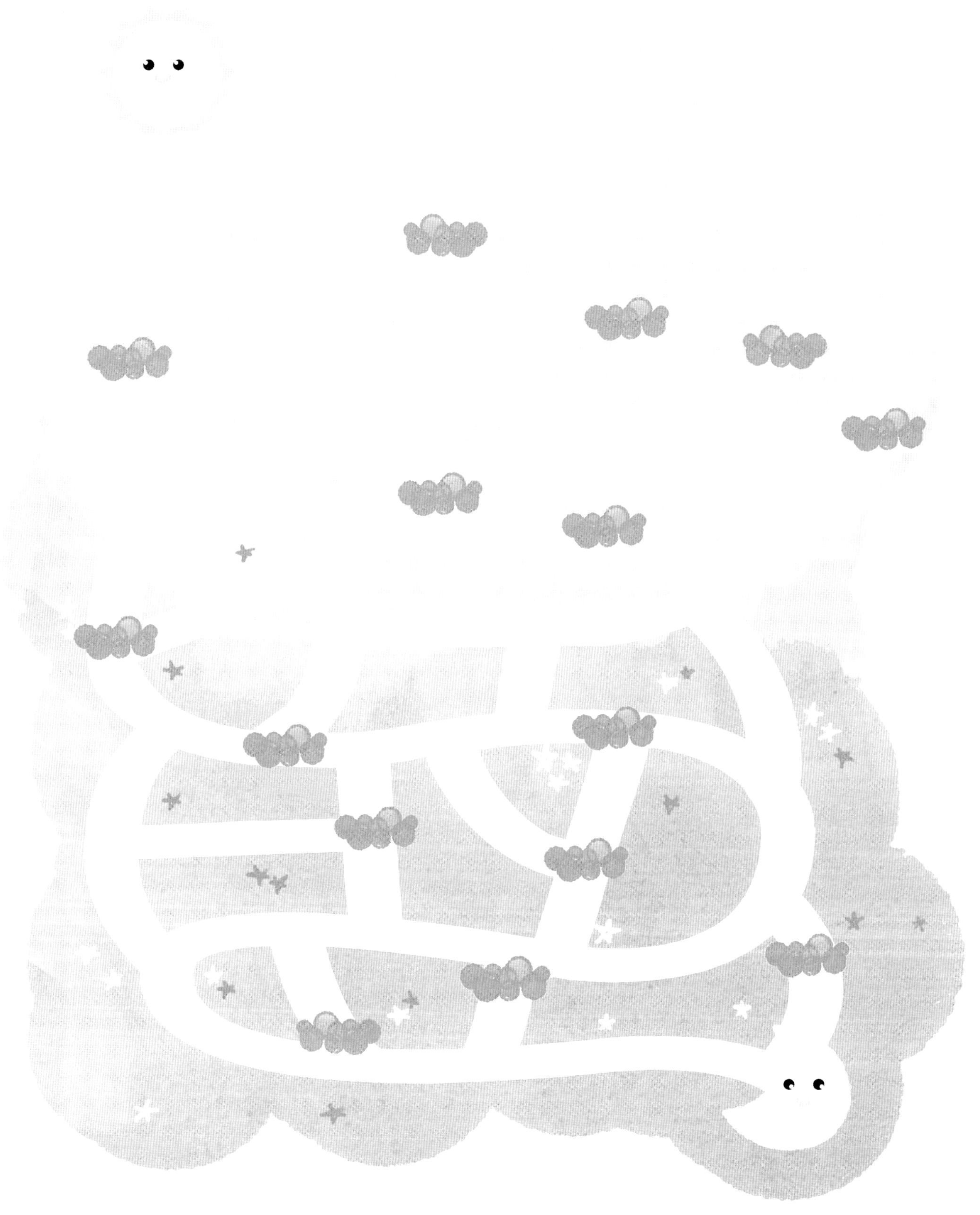

39
토끼의 미로

토끼가 맛있는 당근을 먹으려고 합니다. 출발에서 시작하여 도착지까지 길을 찾아보세요.

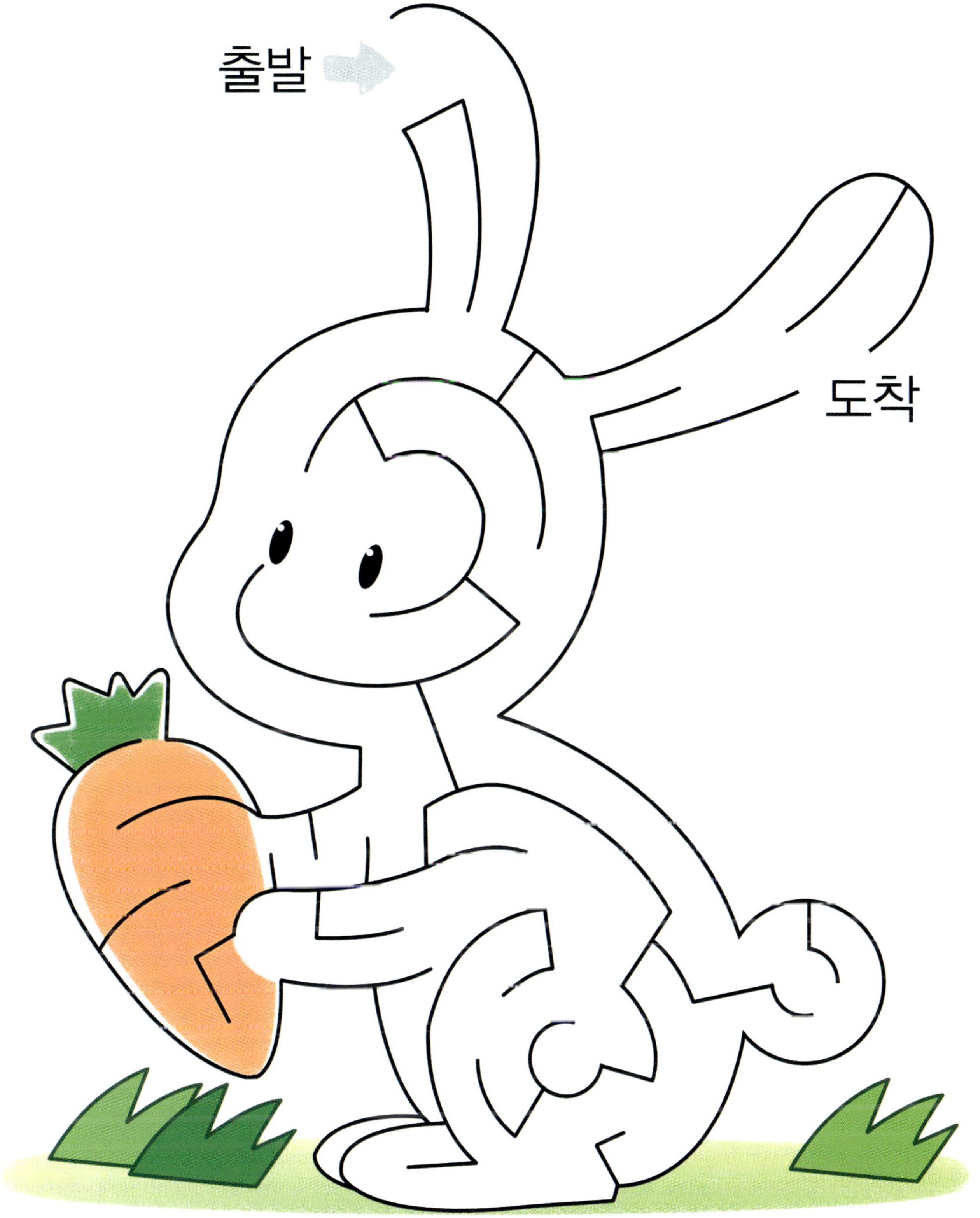

출발에서 시작하여 도착지까지 길을 찾아보세요.

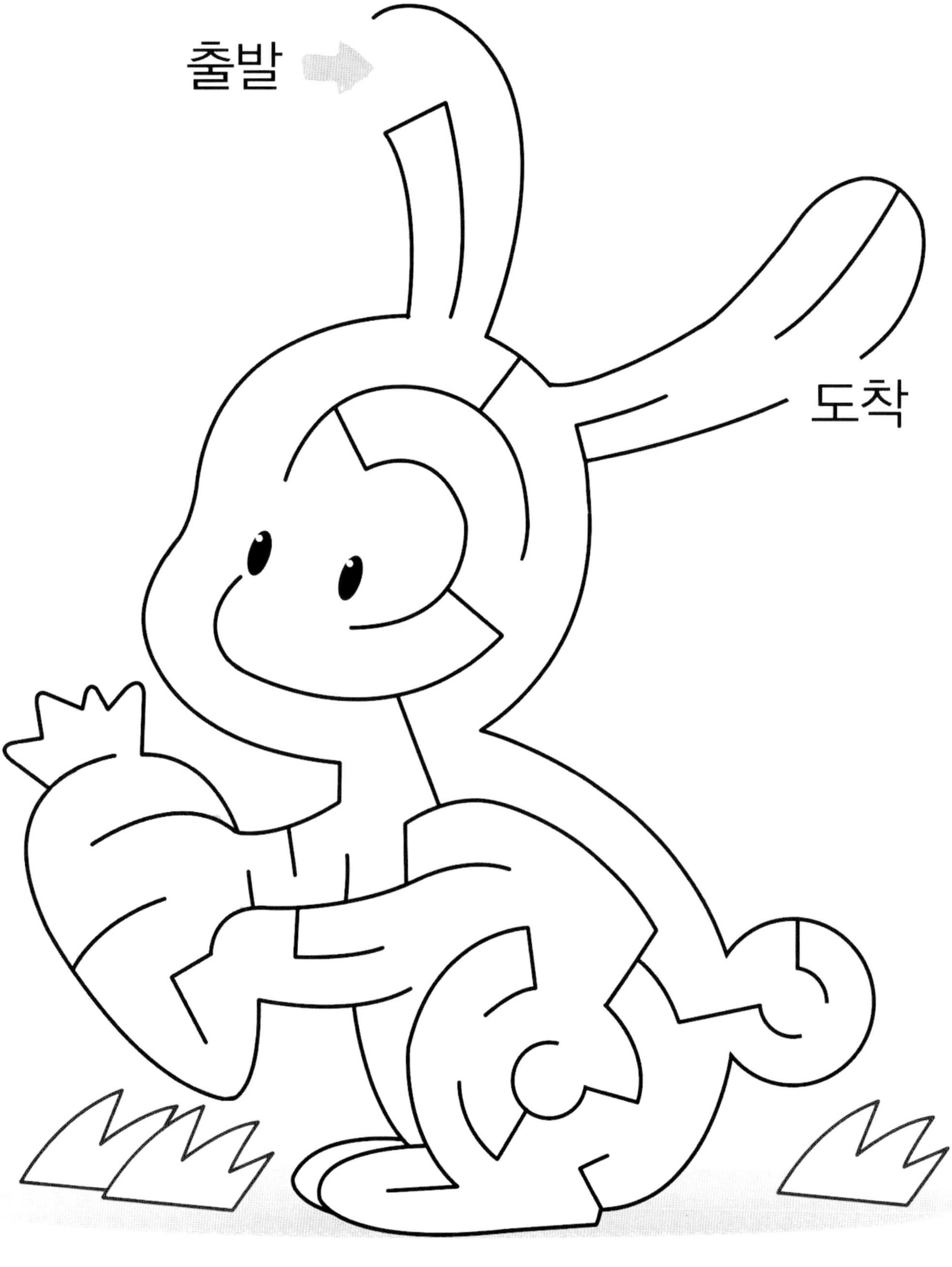

40

이글루로 가는 펭귄

남극에서 사는 펭귄이 이글루를 찾아갑니다. 이글루는 북극 쪽의 에스키모인들이 사는 얼음 집으로 펭귄이 절대 볼 수 없는 것입니다. 펭귄이 이글루에 도착할 수 있는 길을 찾아보세요.

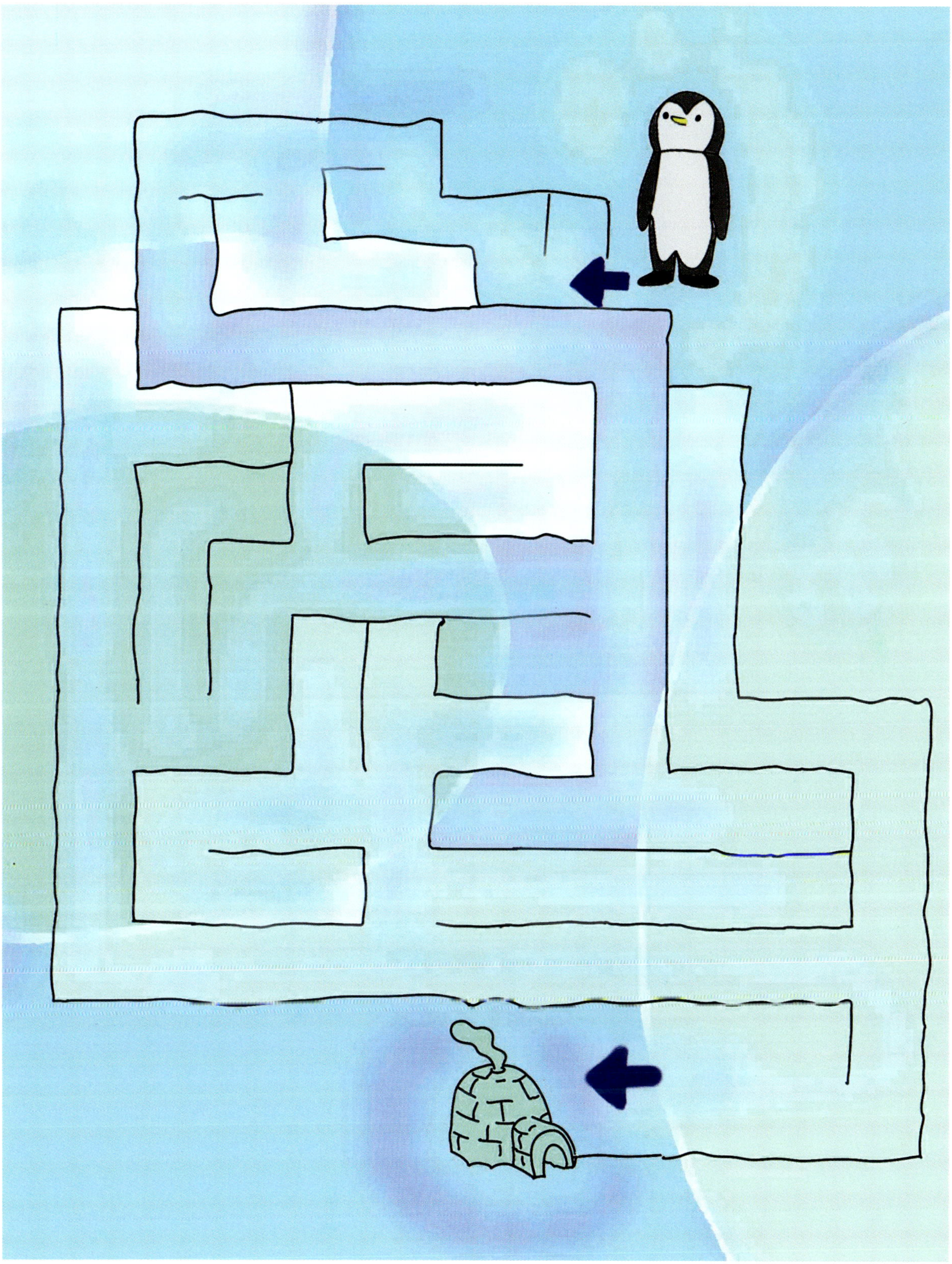

펭귄이 이글루까지 가는 길을 찾아보세요.

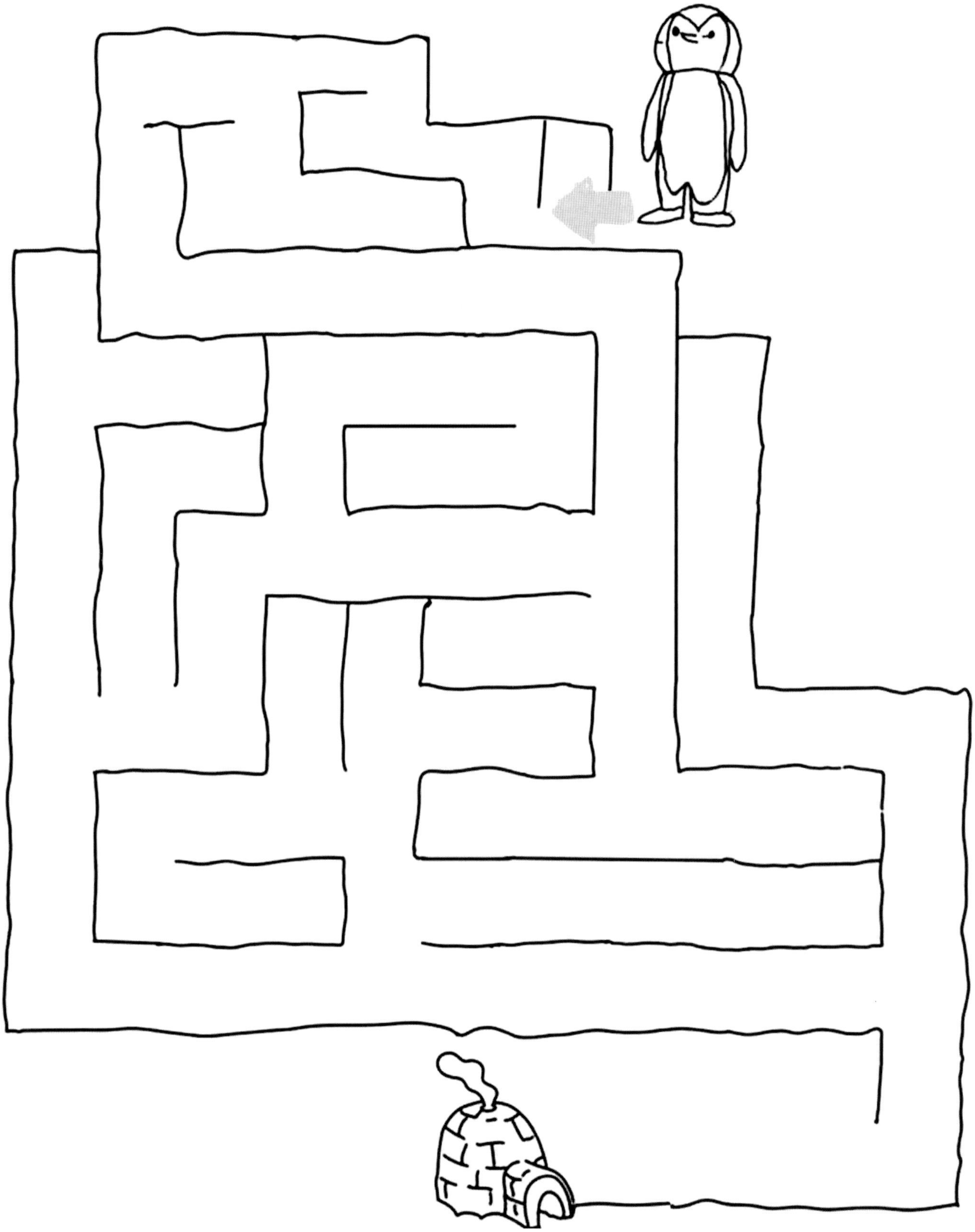

41

제비 흥부집 찾기

제비가 흥부집을 찾아갑니다. 지난해 가져다준 박씨로 열린 박이 아직도 흥부집 지붕에 남아 있습니다. 박을 보면 흥부집을 찾을 수 있습니다.

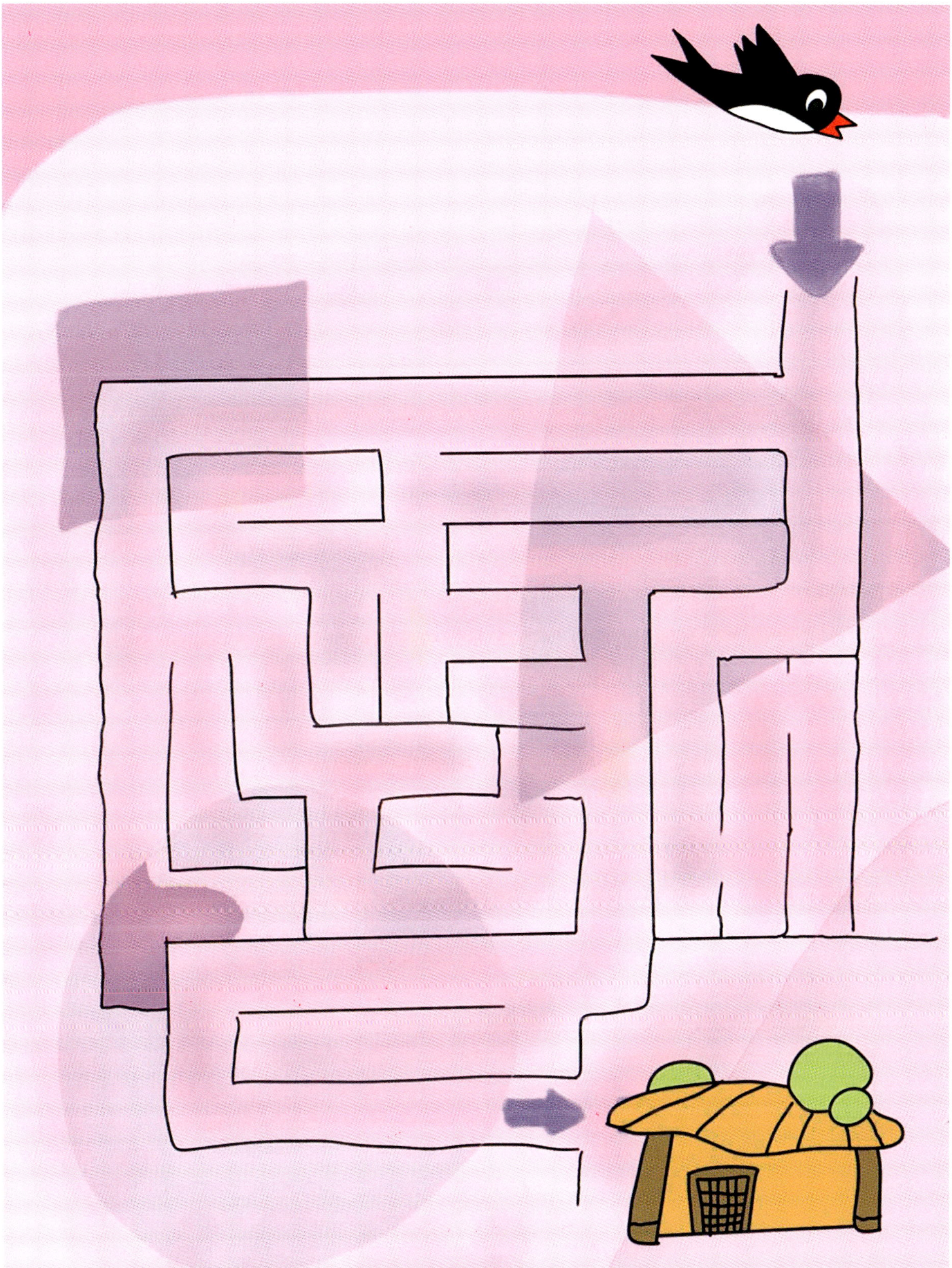

제비가 흥부집까지 날아가는 길을 찾아보세요.

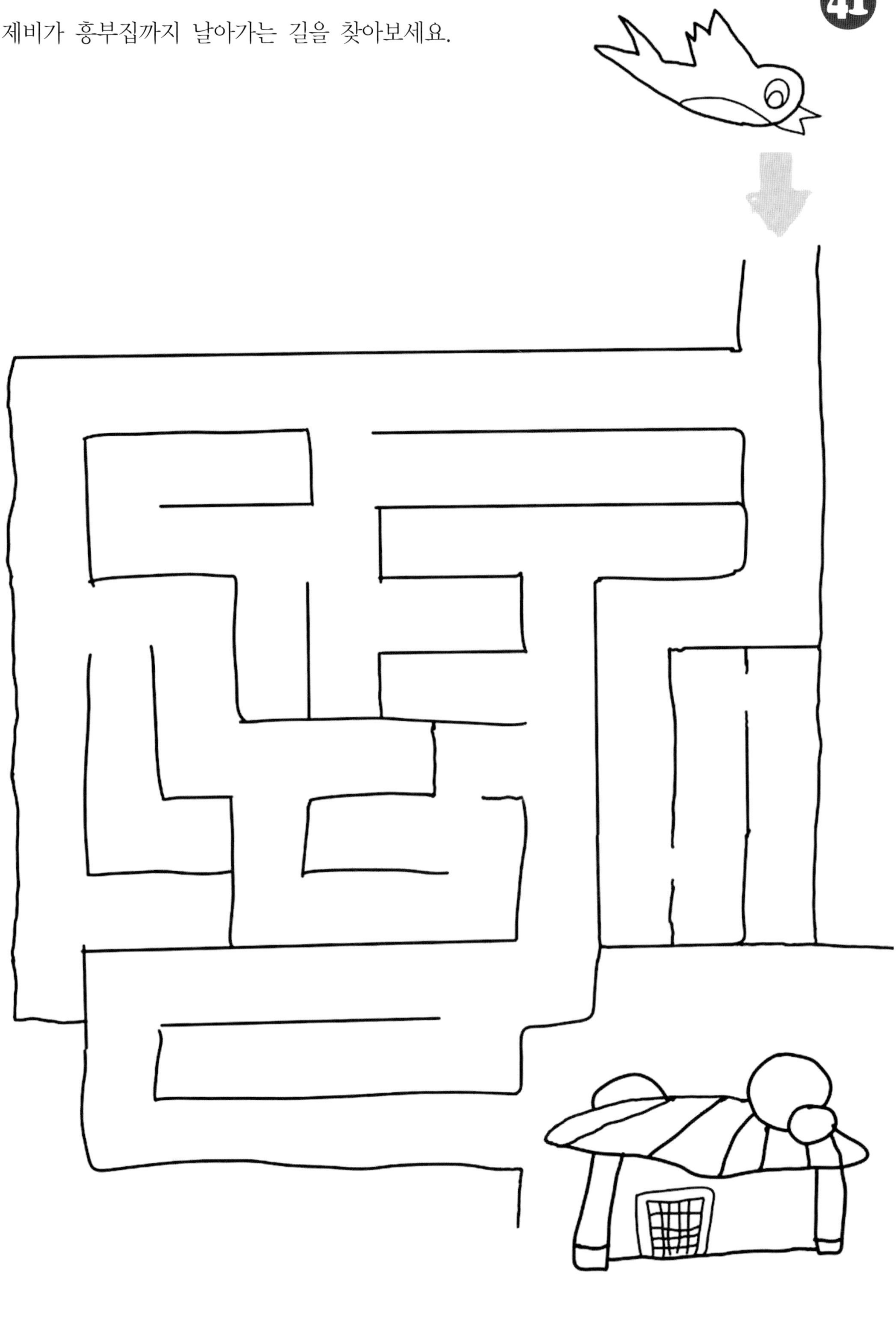

꽃밭을 찾아서

나비가 꽃밭을 찾아갑니다. 꽃과 나비는 참 잘 어울리는 예쁜 남녀를 이야기하죠.
나비가 예쁜 꽃을 잘 찾을 수 있을까요?

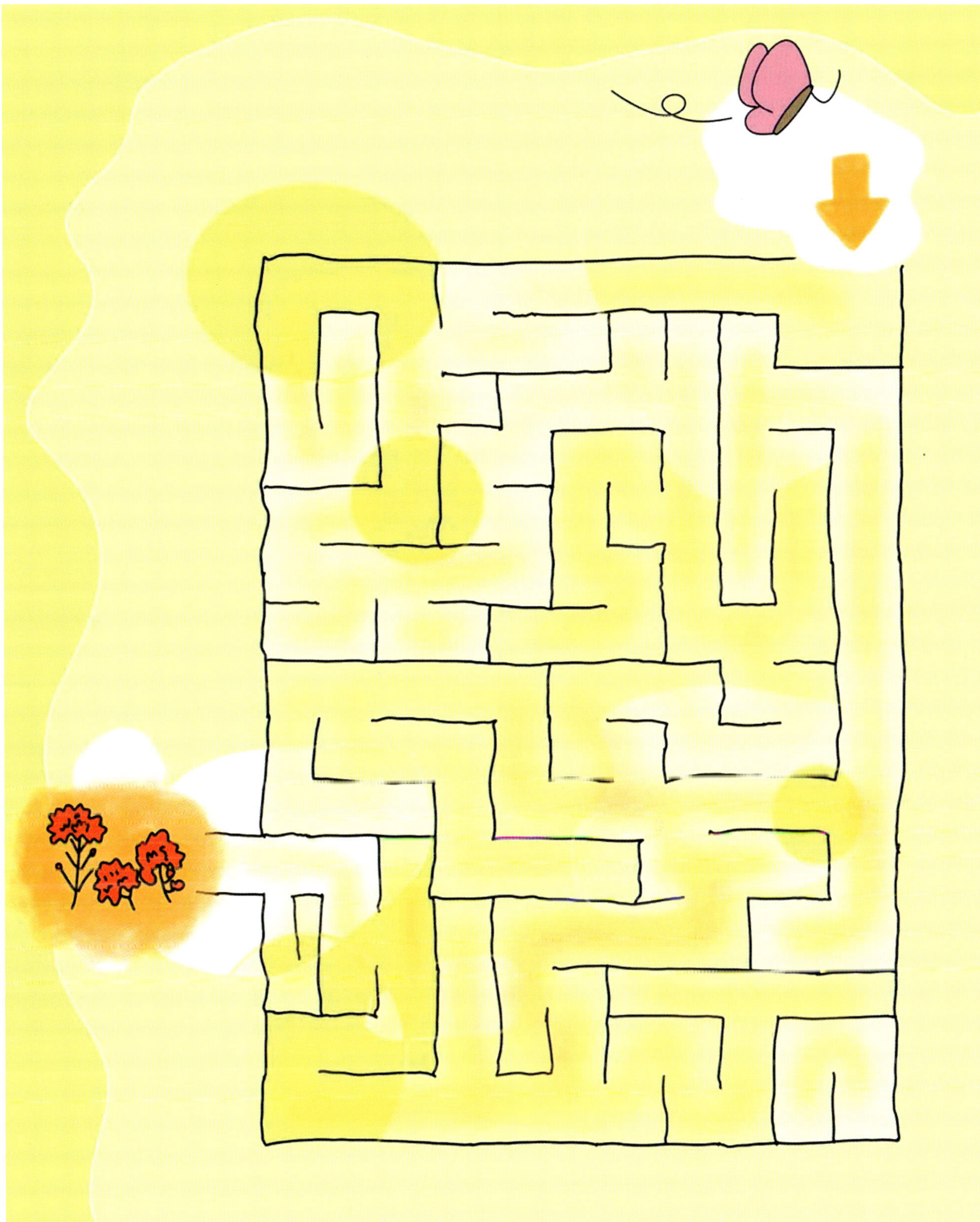

나비가 예쁜 꽃밭까지 날아가는 길을 찾아보세요.

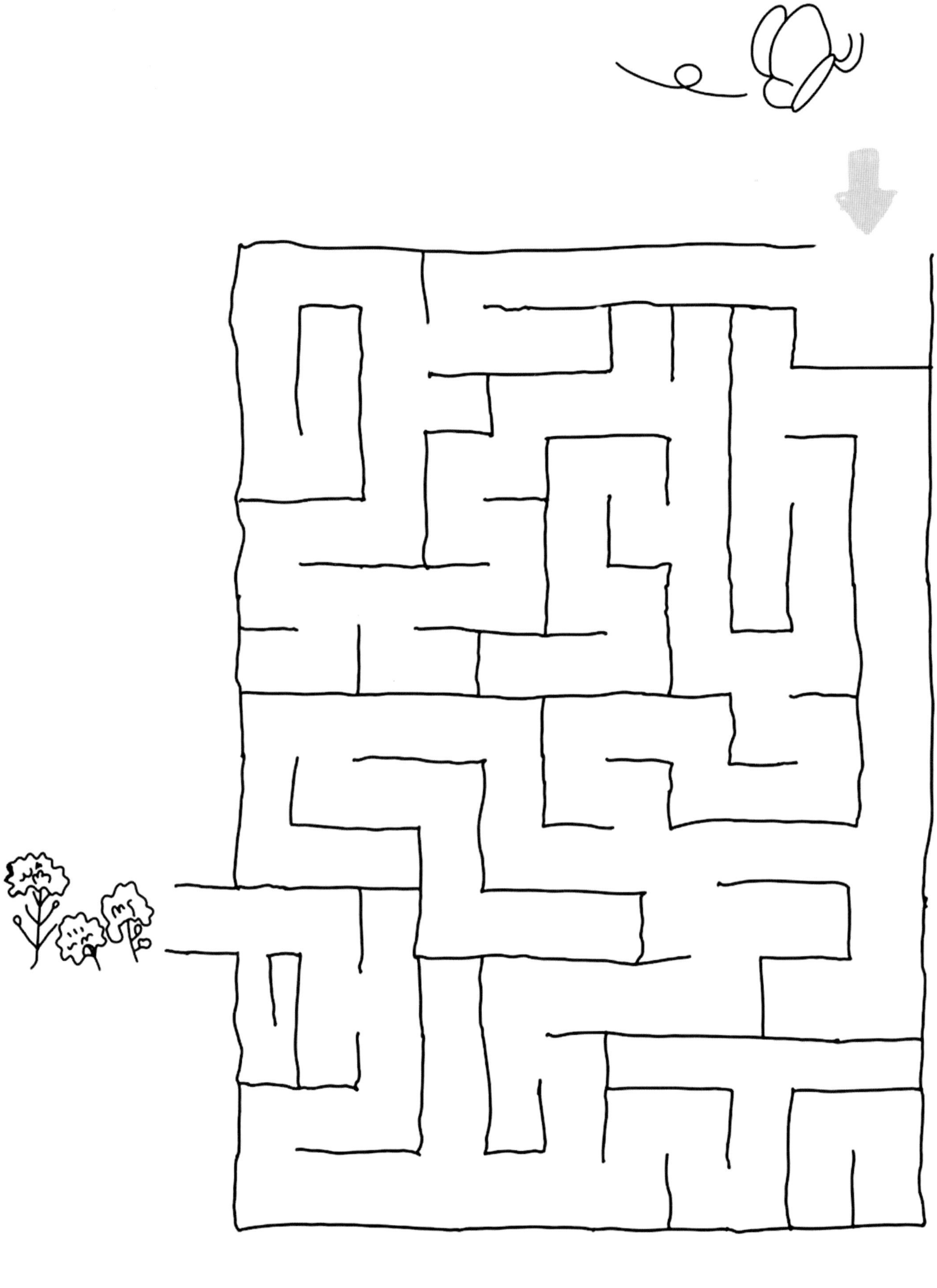

43

달려라 거북이

토끼는 경주 도중 낮잠을 자다 결국 거북이에게 졌지요. 이번 경기엔 마음을 다잡은 토끼가 너무 열심히 뛰어 거북이가 출발선에 들어가고 있는데 토끼는 이미 목적지에 있네요. 토끼가 참 빠릅니다.

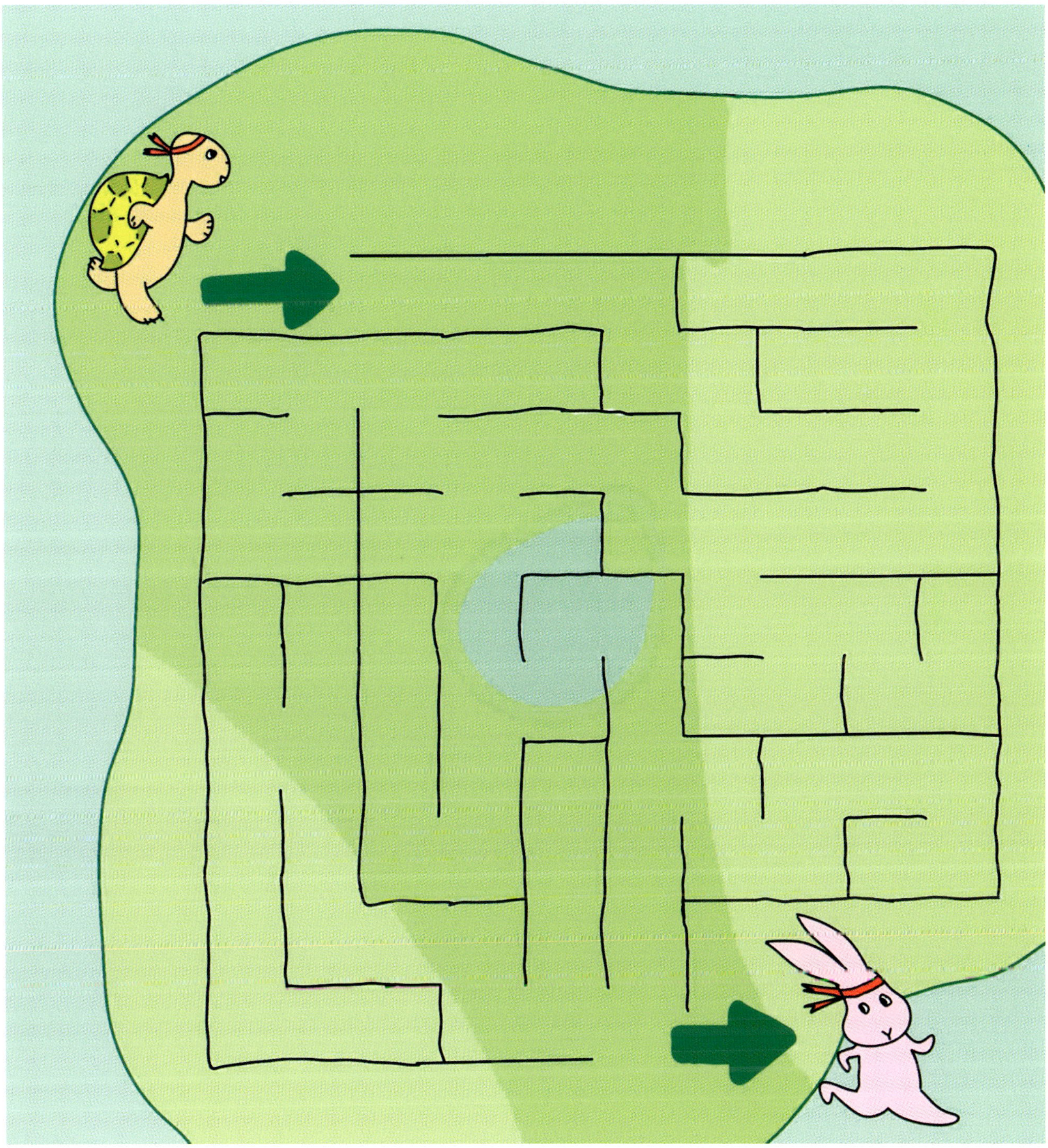

거북이가 토끼 뒤를 쫓아갈 수 있는 길을 찾아보세요.

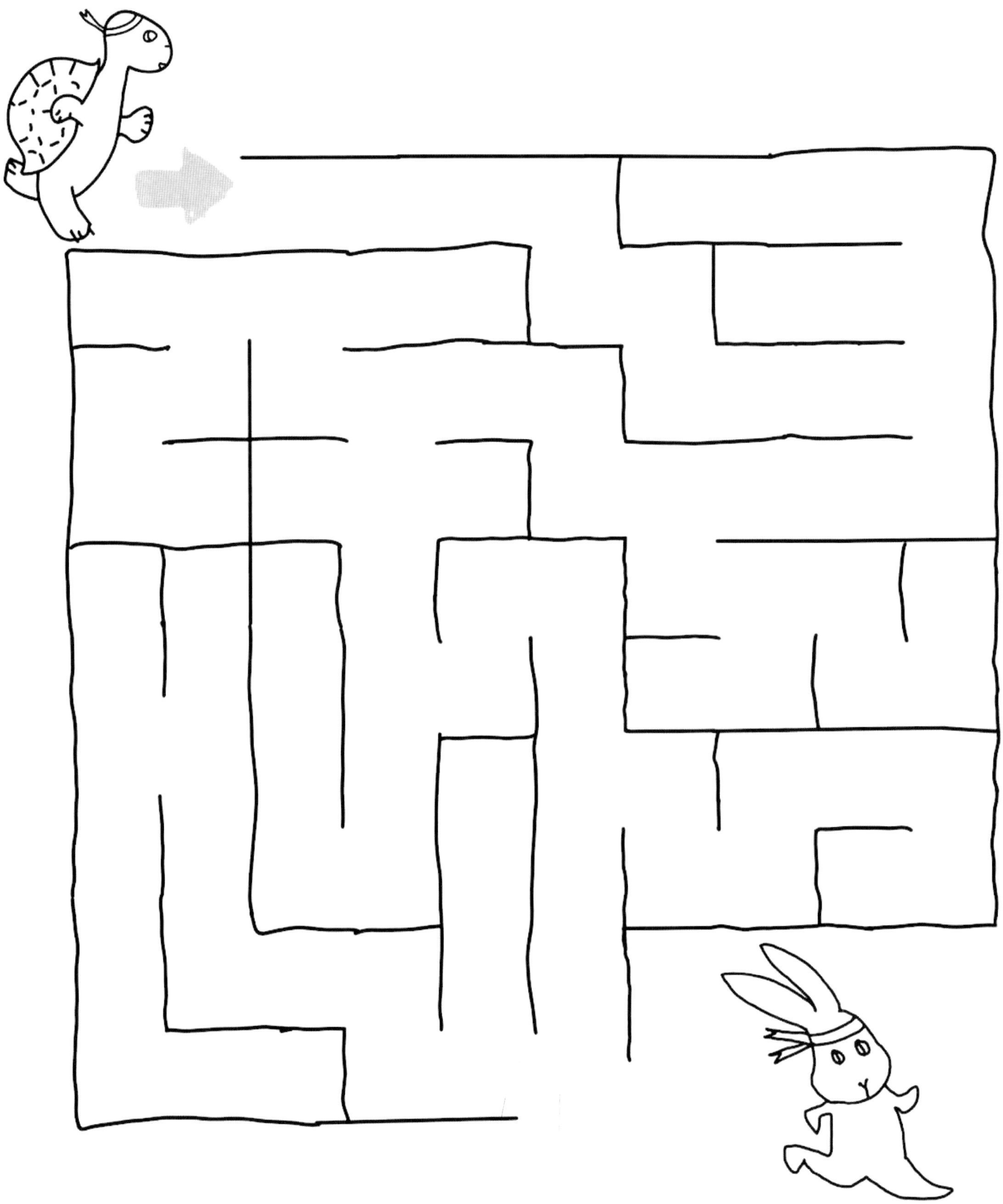

44 개구리 마실

연못 속에 참게는 보통 짙은 흑갈색인데 빨간 참게가 있다고 해서 개구리가 구경을 갑니다. 연못 속에서 길을 잘 찾아 빨간 참게를 볼 수 있을까요. 누군가 연못 속을 흙탕물로 만들어 길 찾기가 어려울 것 같습니다.

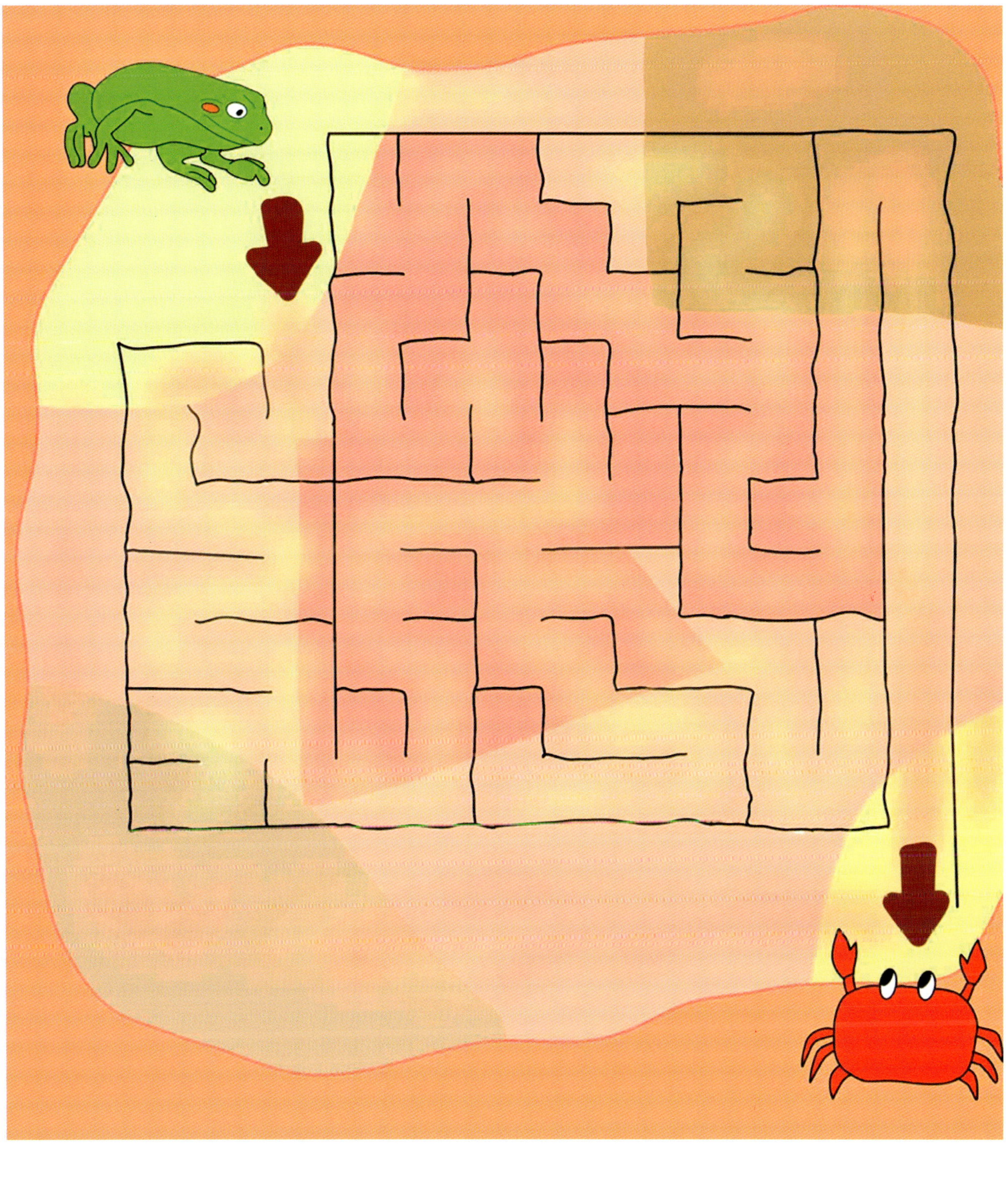

개구리가 참게가 있는 곳으로 갈 수 있는 길을 찾아보세요.

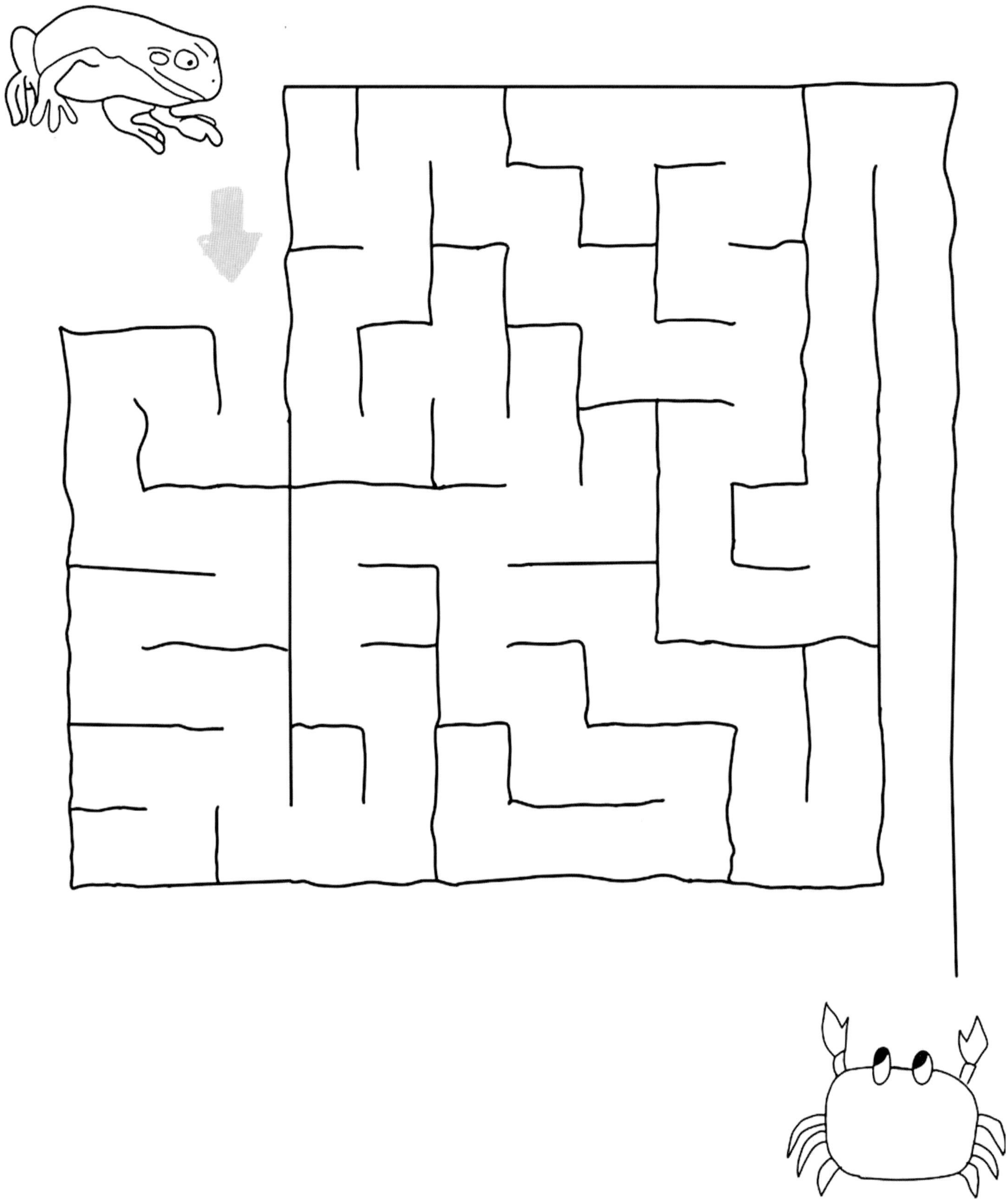

45

올챙이 술래잡기

올챙이 두 마리가 술래잡기를 합니다.
쫓아오는 올챙이가 멀리 도망간 올챙이를 잡을 수가 있을까요?
목적지에 도착하면 올챙이 팔이 나옵니다.

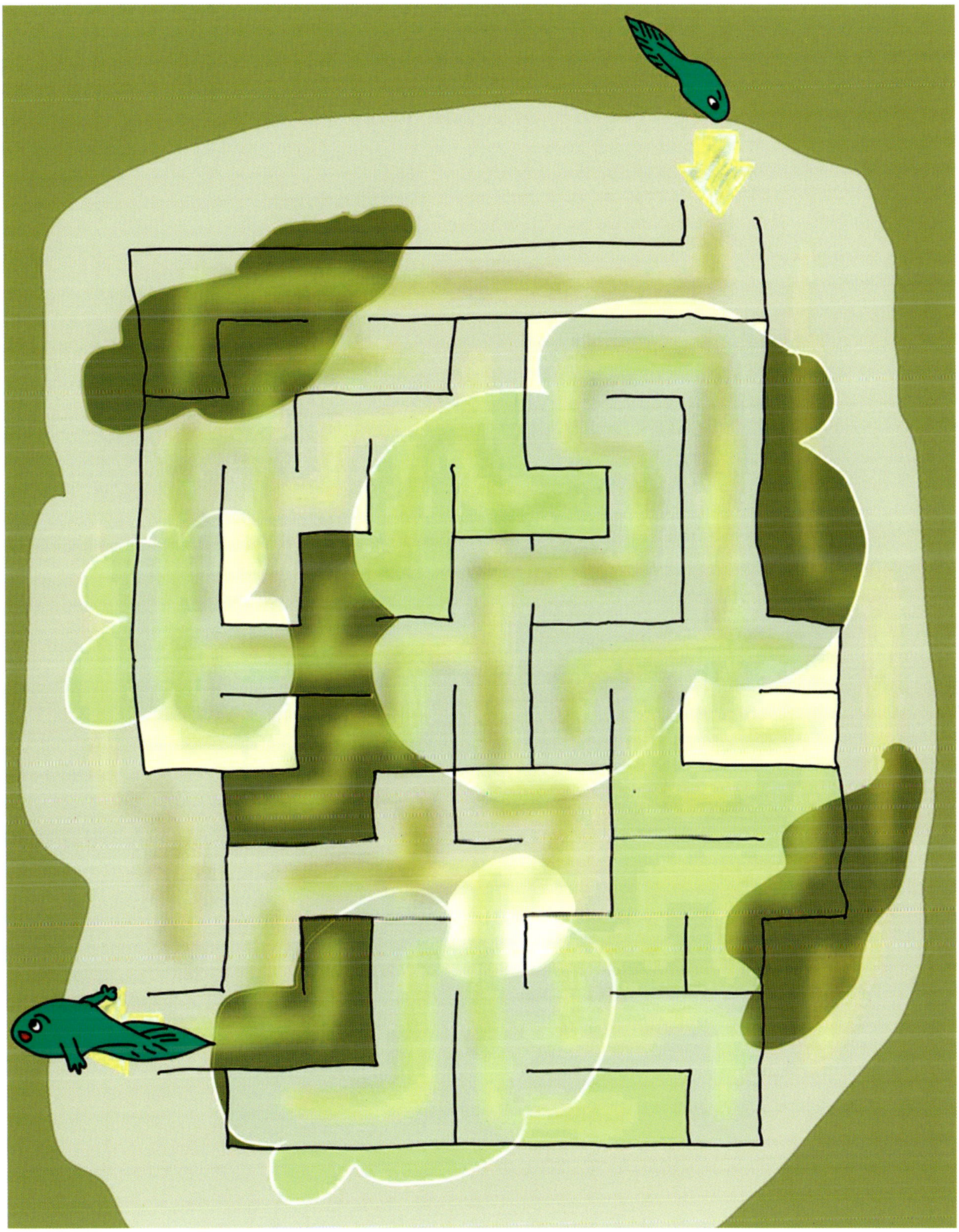

뒤에 올챙이가 먼저 간 올챙이 뒤를 따라가는 길을 찾아보세요.

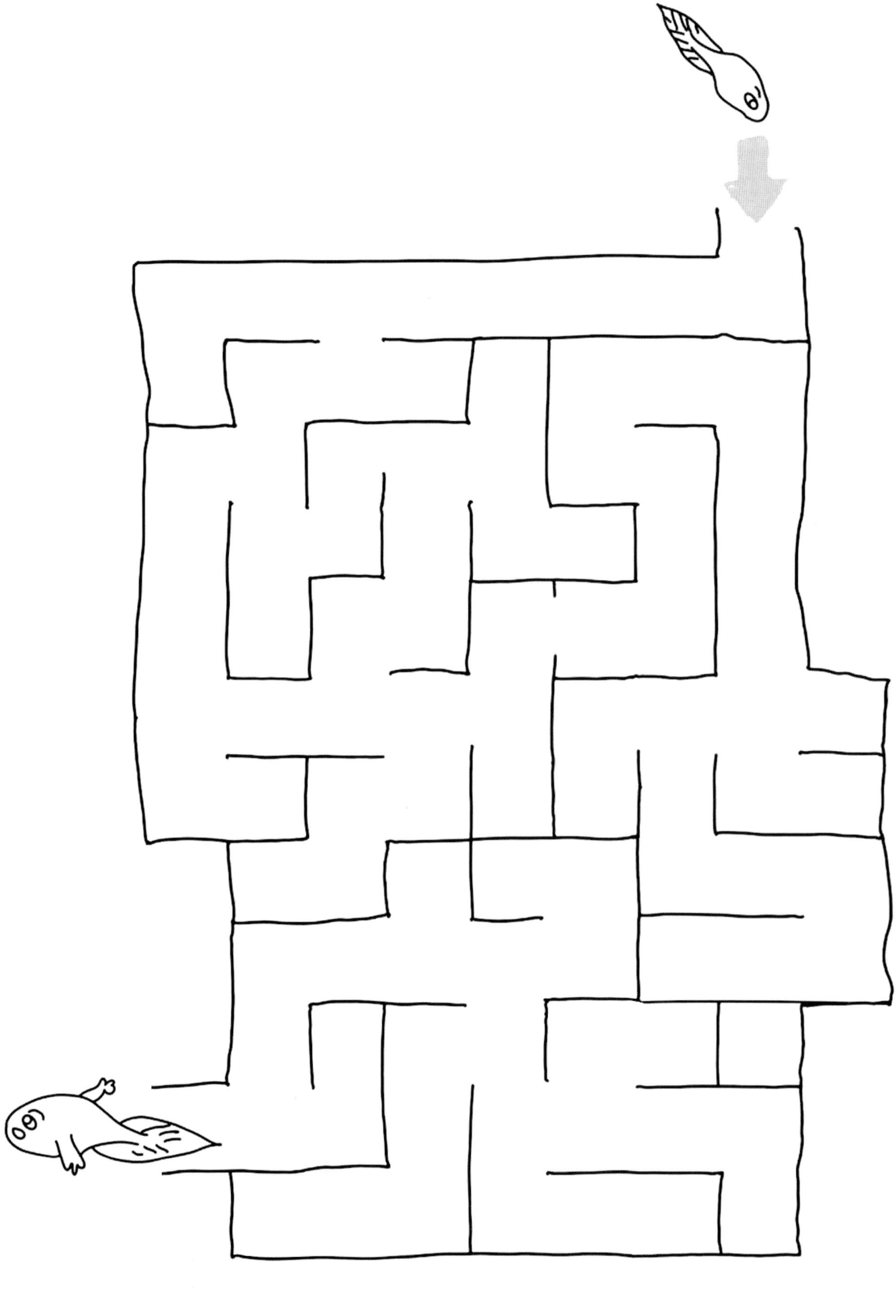

46 야옹아 놀~자

개와 고양이는 할머니가 도둑맞은 구슬을 찾아왔습니다. 그 뒤 고양이는 늘 방안에서만 살았습니다. 개는 고양이가 보고 싶고 같이 놀고 싶어도 만나기가 어려웠습니다. 오늘도 고양이는 집안에서 안 나오려하는데 개는 고양이에게 같이 놀자고 뛰어갑니다.

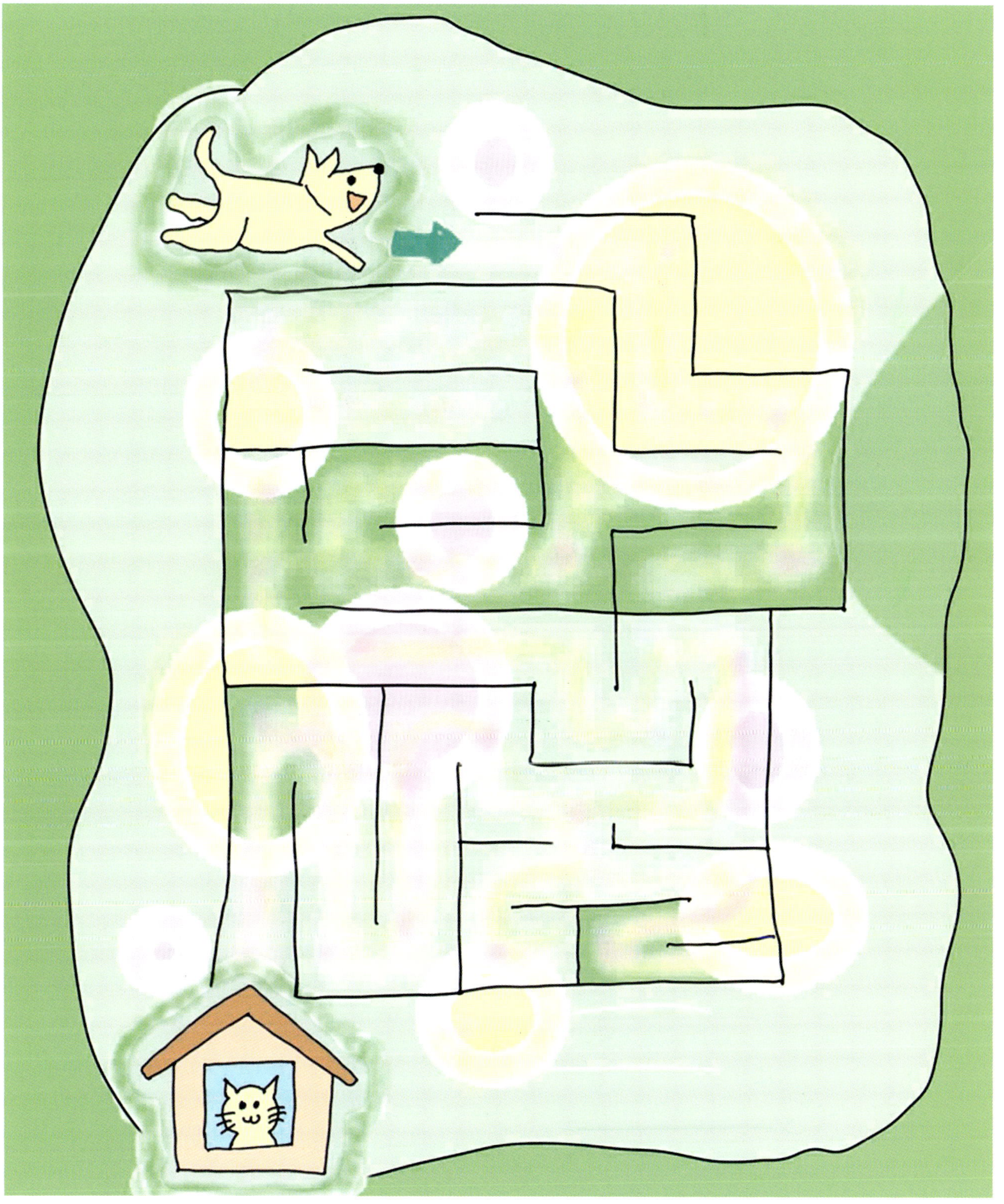

개가 고양이가 있는 집으로 갈 수 있는 길을 찾아보세요.

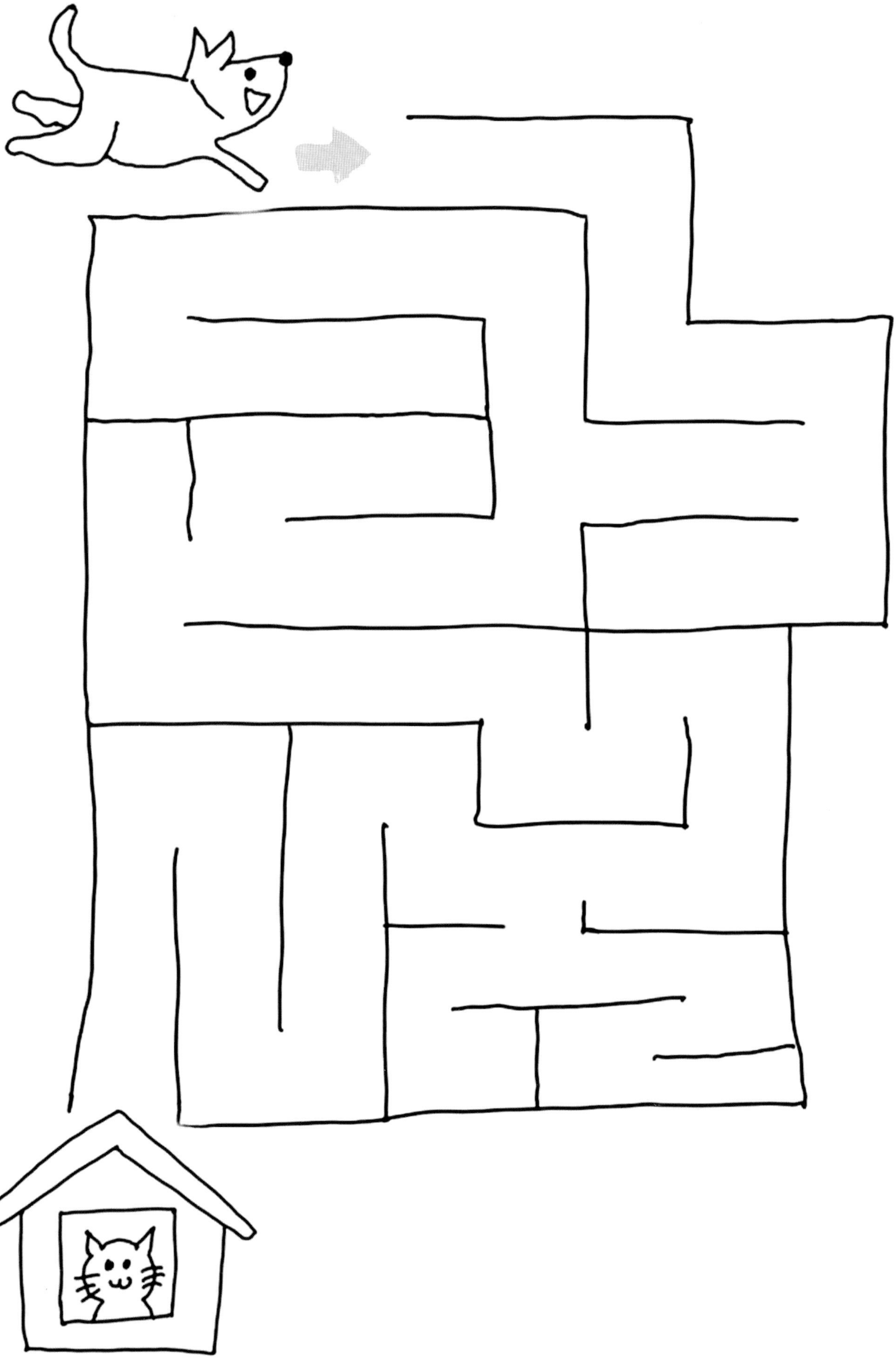

47

뻥이요!

뻥이요!

요즘도 시골 오일장에 가면 볼 수 있는 뻥튀기 아저씨입니다.

옥수수를 넣어 뻥 튀기면 뻥튀기가 만들어지는데 배고플 때 정말 맛있습니다.

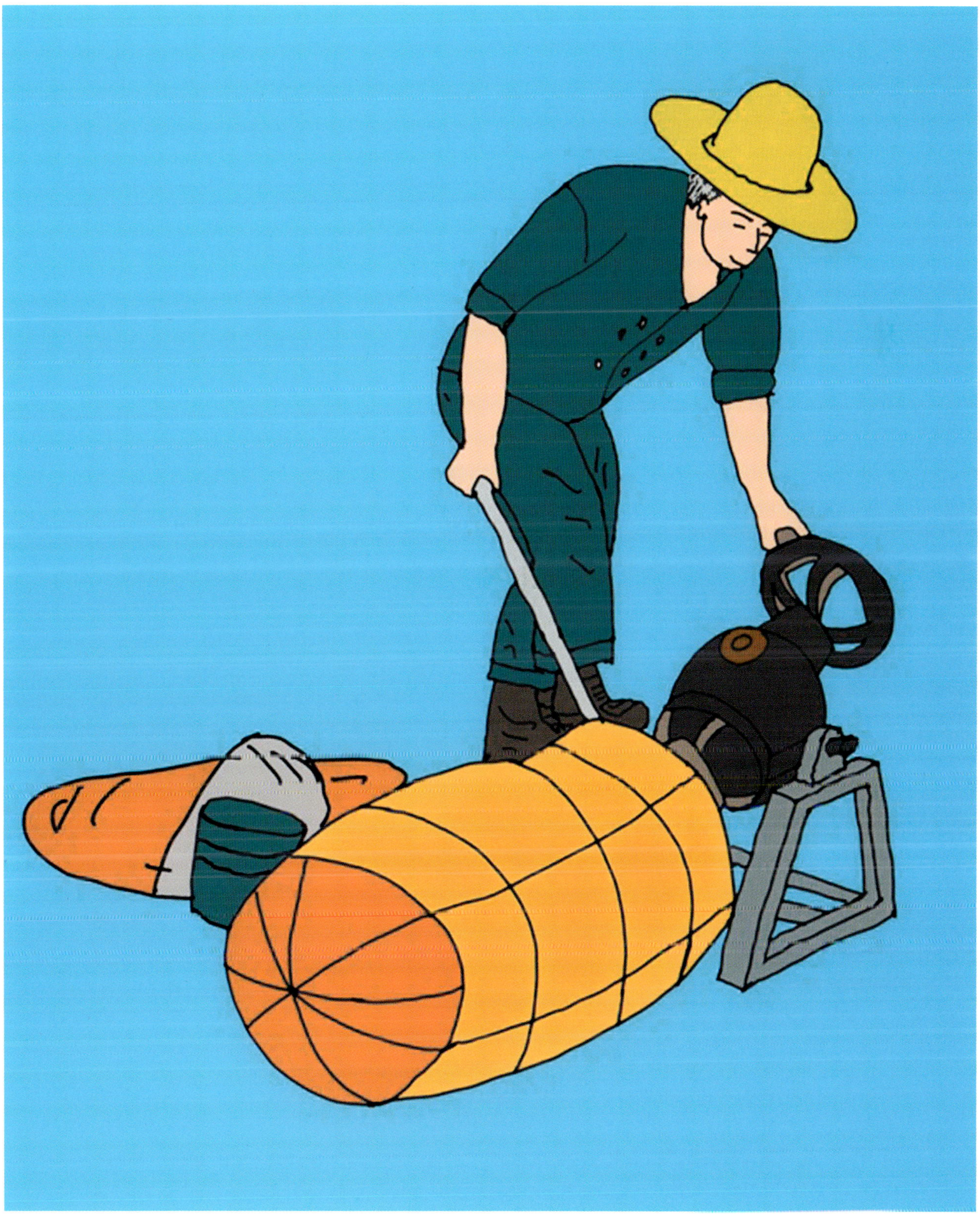

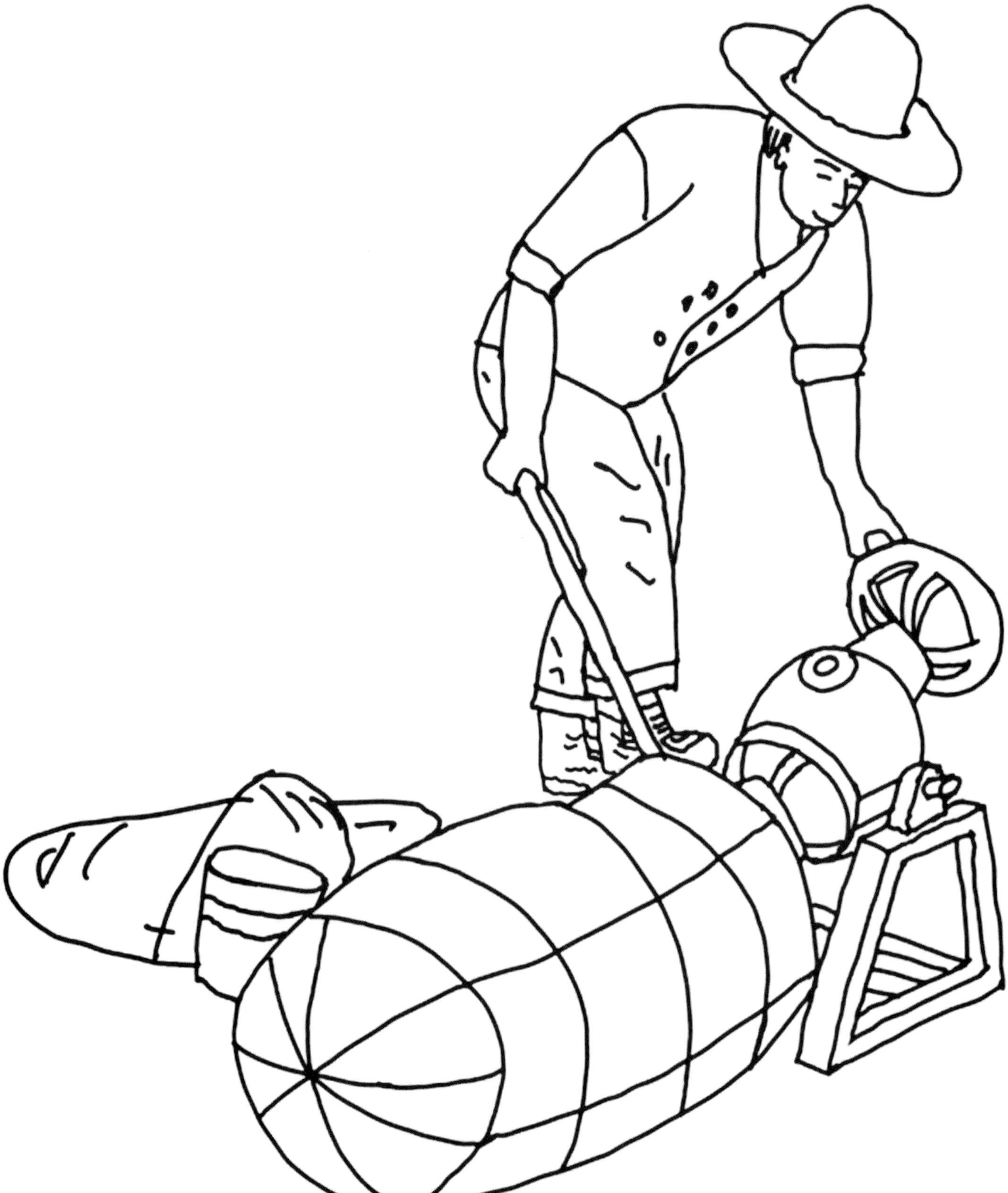

48

물 긷기

옛날엔 사람이 먹을 수 있는 우물이 생명줄이었습니다. 늘 우물에서 물을 길어와 밥도 하고 세수도 하였습니다. 물을 길어보신 기억이 있으신가요? 남자들이 없는 집엔 언니와 동생이 물지게와 물동이를 이고지고 물을 길었습니다.

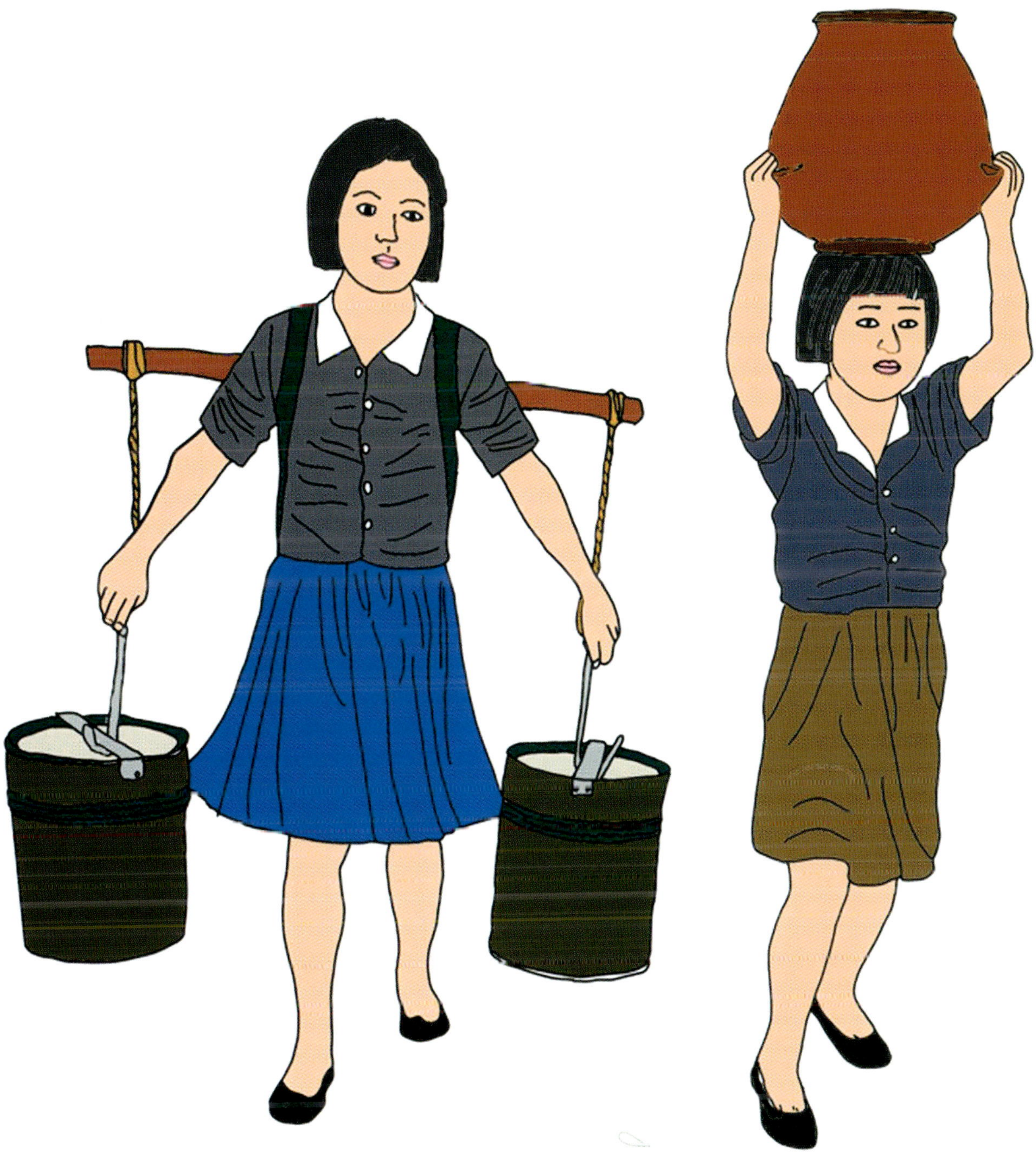

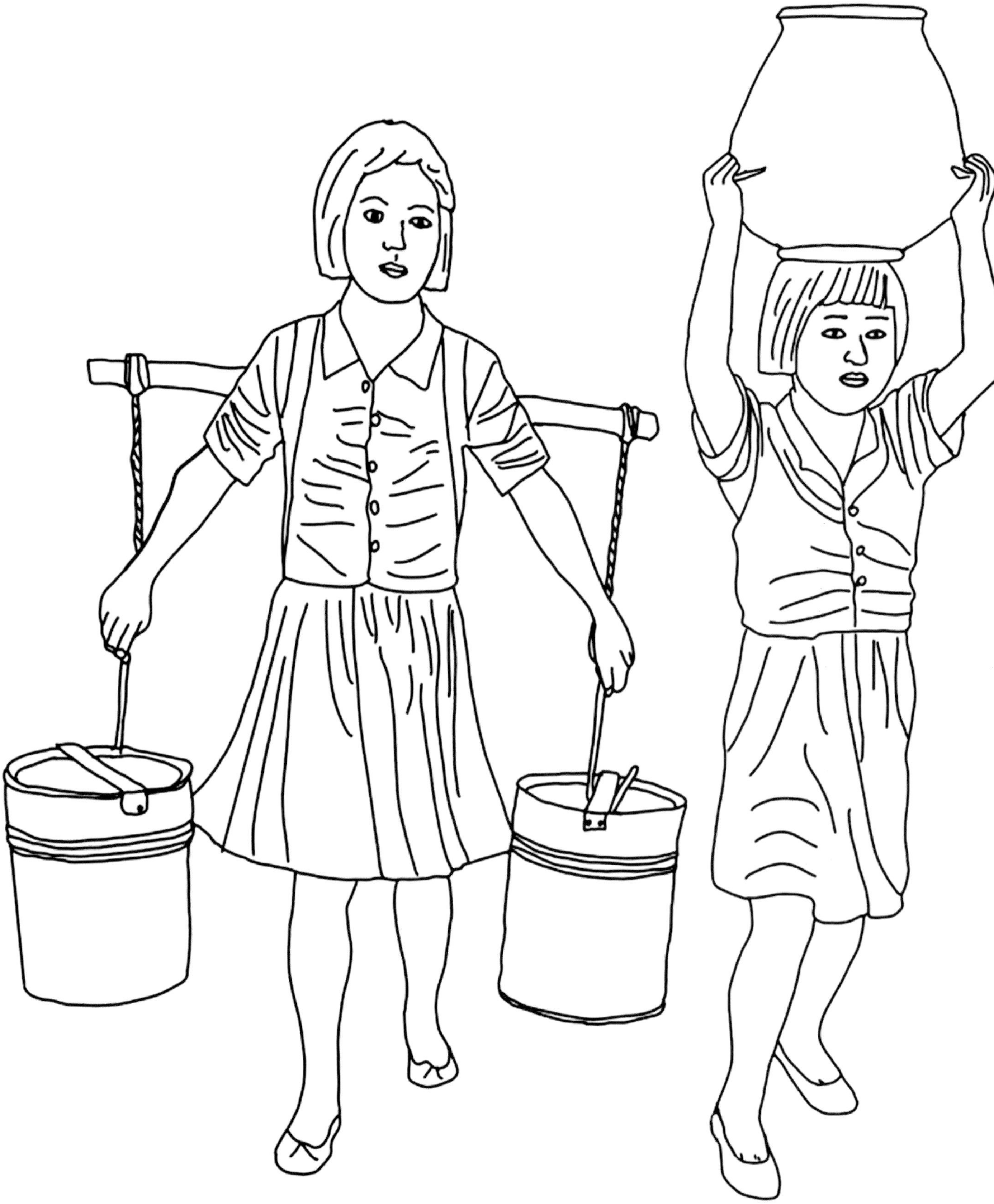

49

섬마섬마(단동십훈)

섬마섬마 '서다'의 준말로 아이가 혼자 설 수 있는 힘을 키우라는 뜻입니다.

섬마 섬마 섬마 섬마 오른발 왼발

섬마 섬마 섬마 섬마 우리 아이 일어선다.

섬마 섬마 섬마 섬마 오른발 왼발

섬마 섬마 섬마 섬마 혼자서도 잘한다.

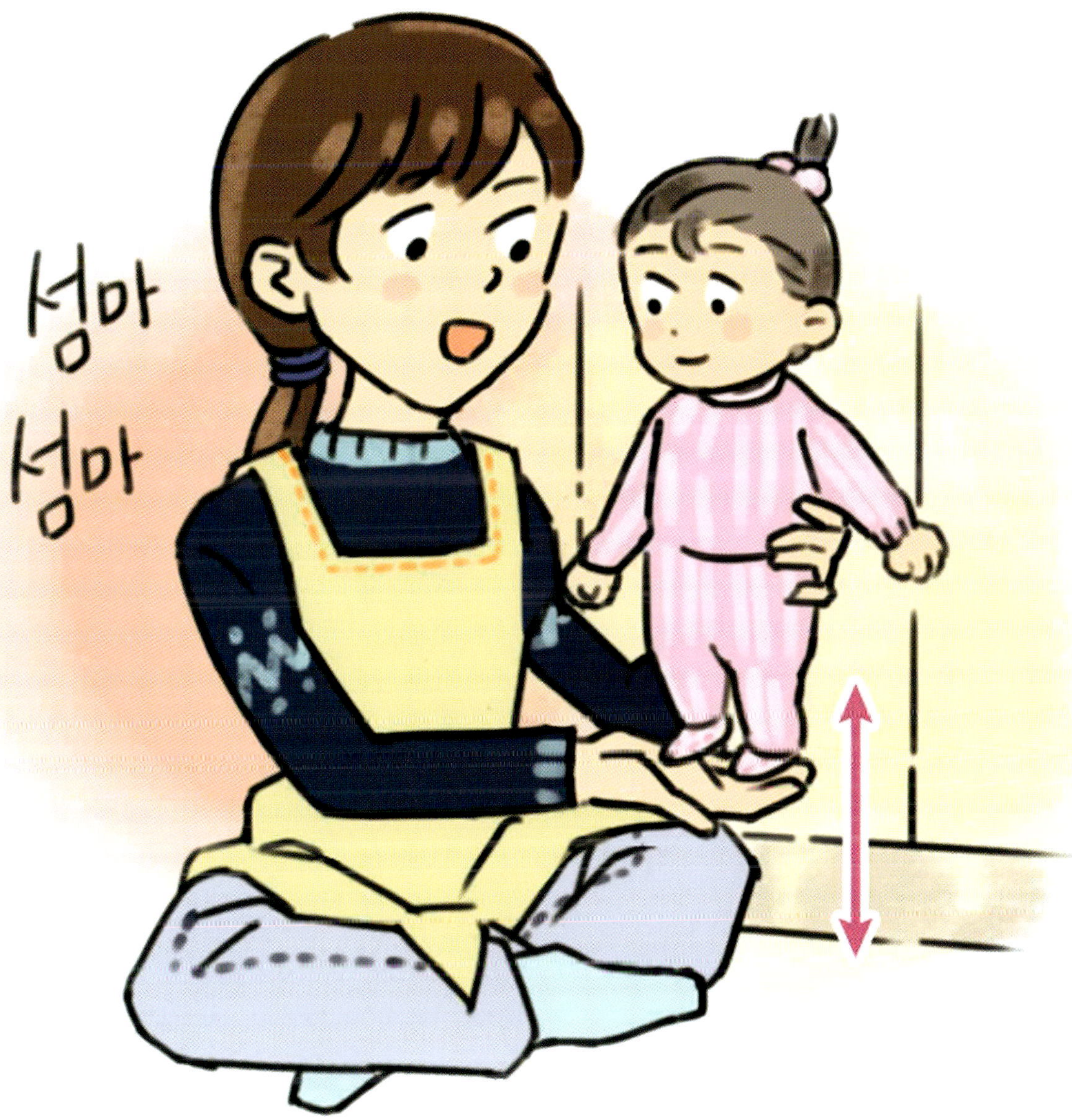

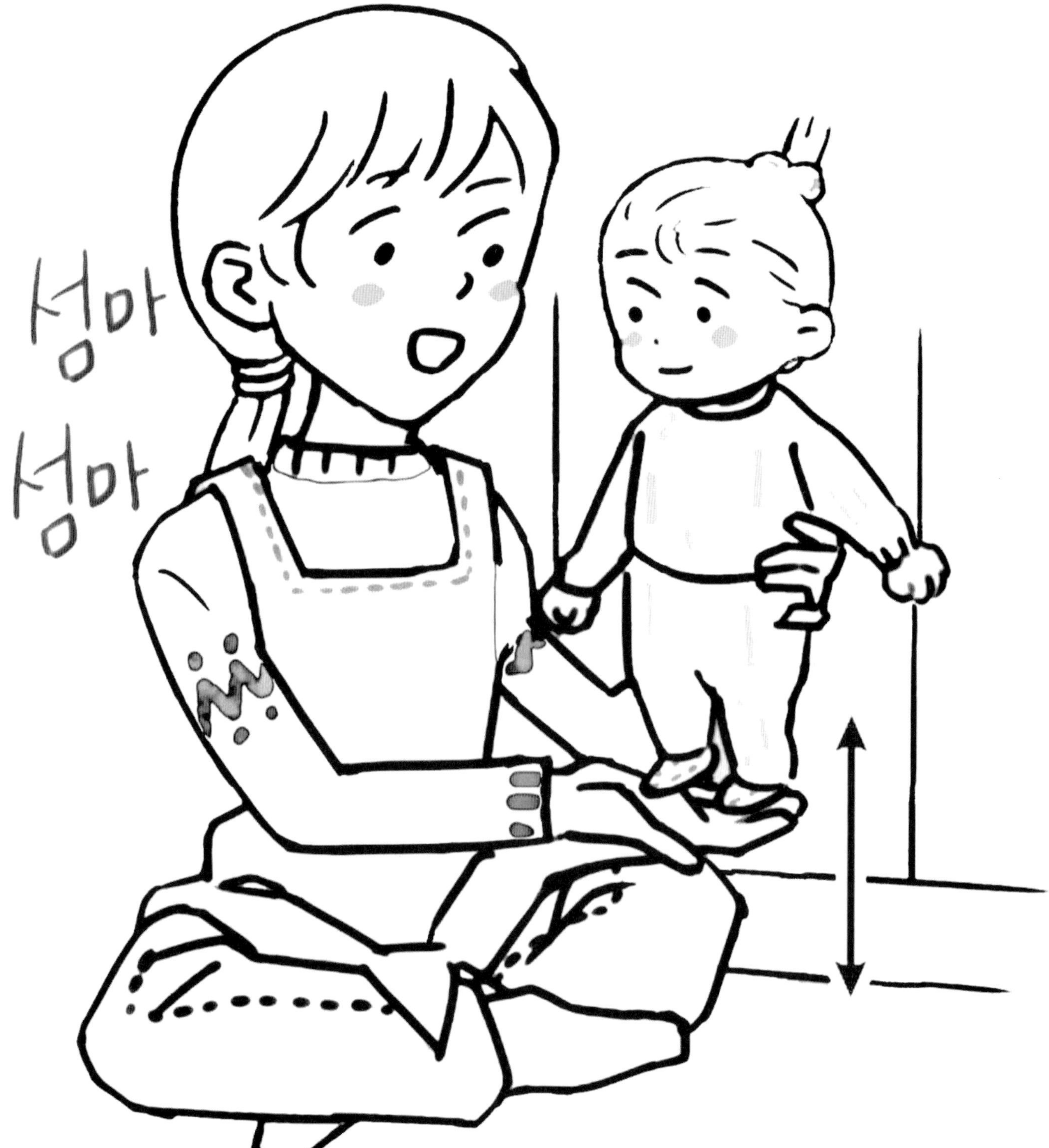
섬마
섬마

50

짝짜꿍 짝짜꿍(단동십훈)

짝짜꿍 짝짜꿍 아이가 삶의 이치를 깨달았으니 손뼉치며 노래하고 춤추자는 뜻의 놀이입니다.

짝짜꿍 짝짜꿍 하늘땅 짝짜꿍

짝짜꿍 짝짜꿍 남자 여자 짝짜

짝짜꿍 짝짜꿍 왼손 오른손 짝짜꿍

짝짜꿍 짝짜꿍 엄마 아빠 짝짜꿍

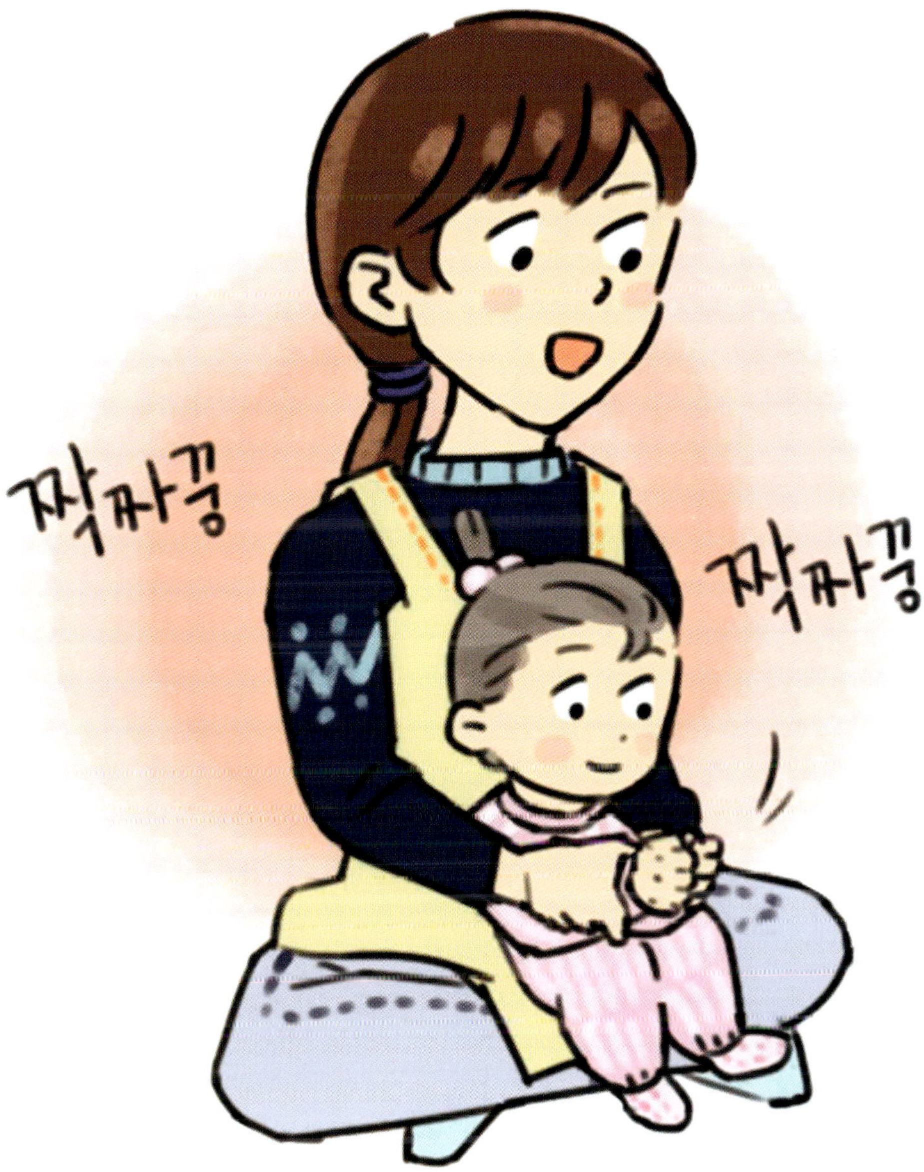

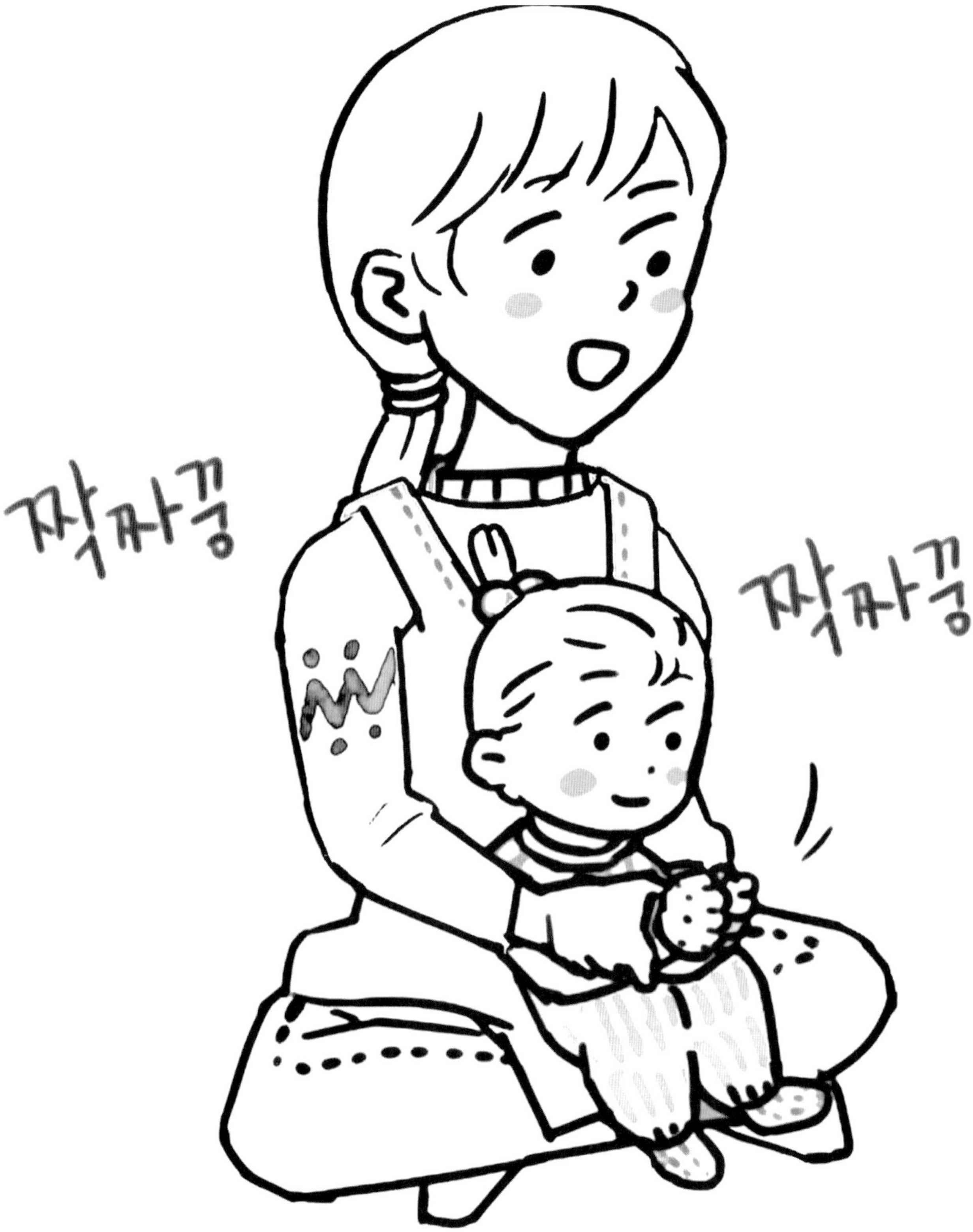
짝짜꿍
짝짜꿍

51

불아불아(단동십훈)

불아불아는 세상을 밝히는 큰 사람이 되라는 뜻입니다.

불아불아 부라부랴 태양같이 밝은 아이
불아불아 부라부랴 환한 마음 가져라
불아불아 부라부랴 하늘같이 귀한 아이
불아불아 부라부랴 하늘같이 자라라

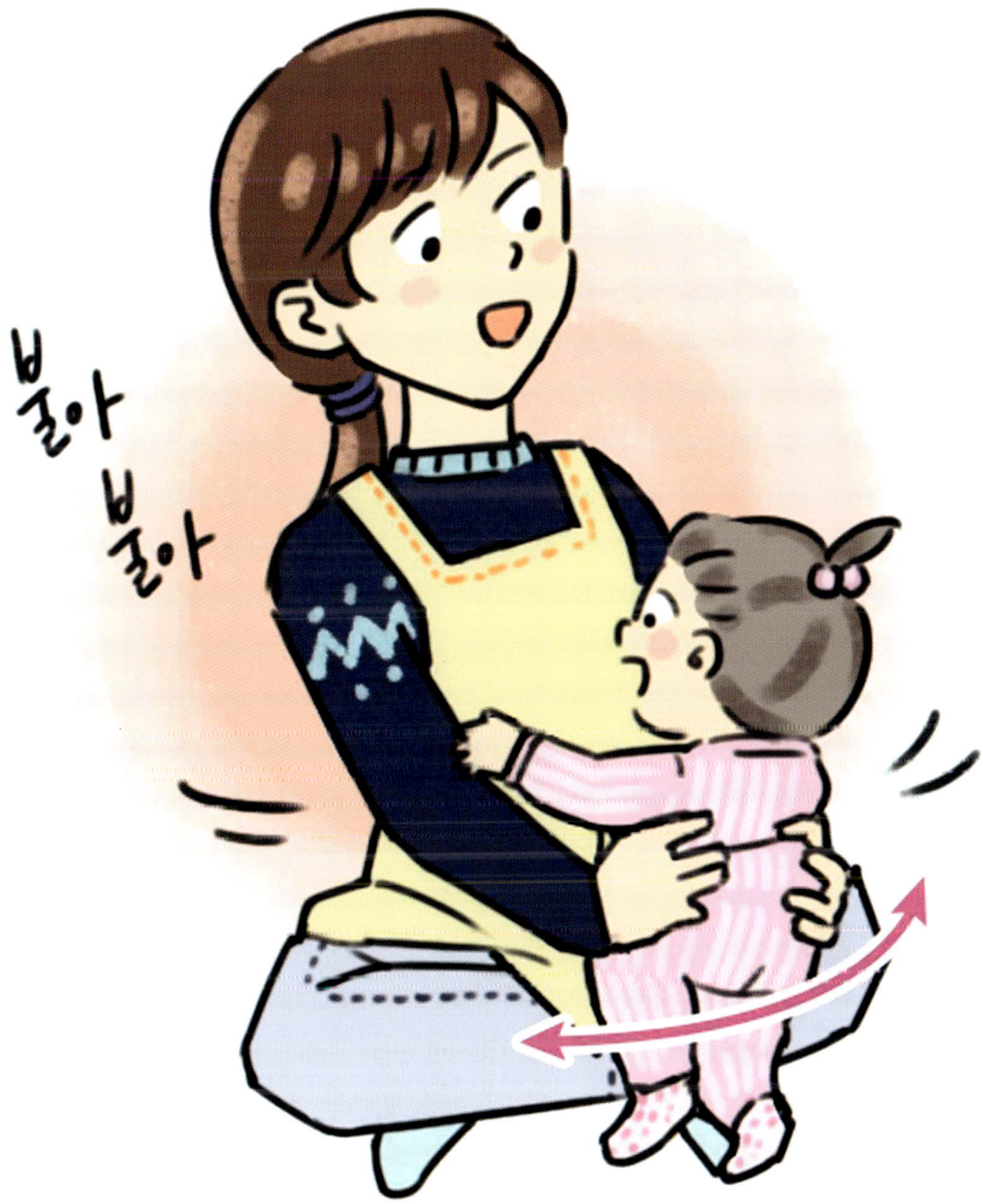

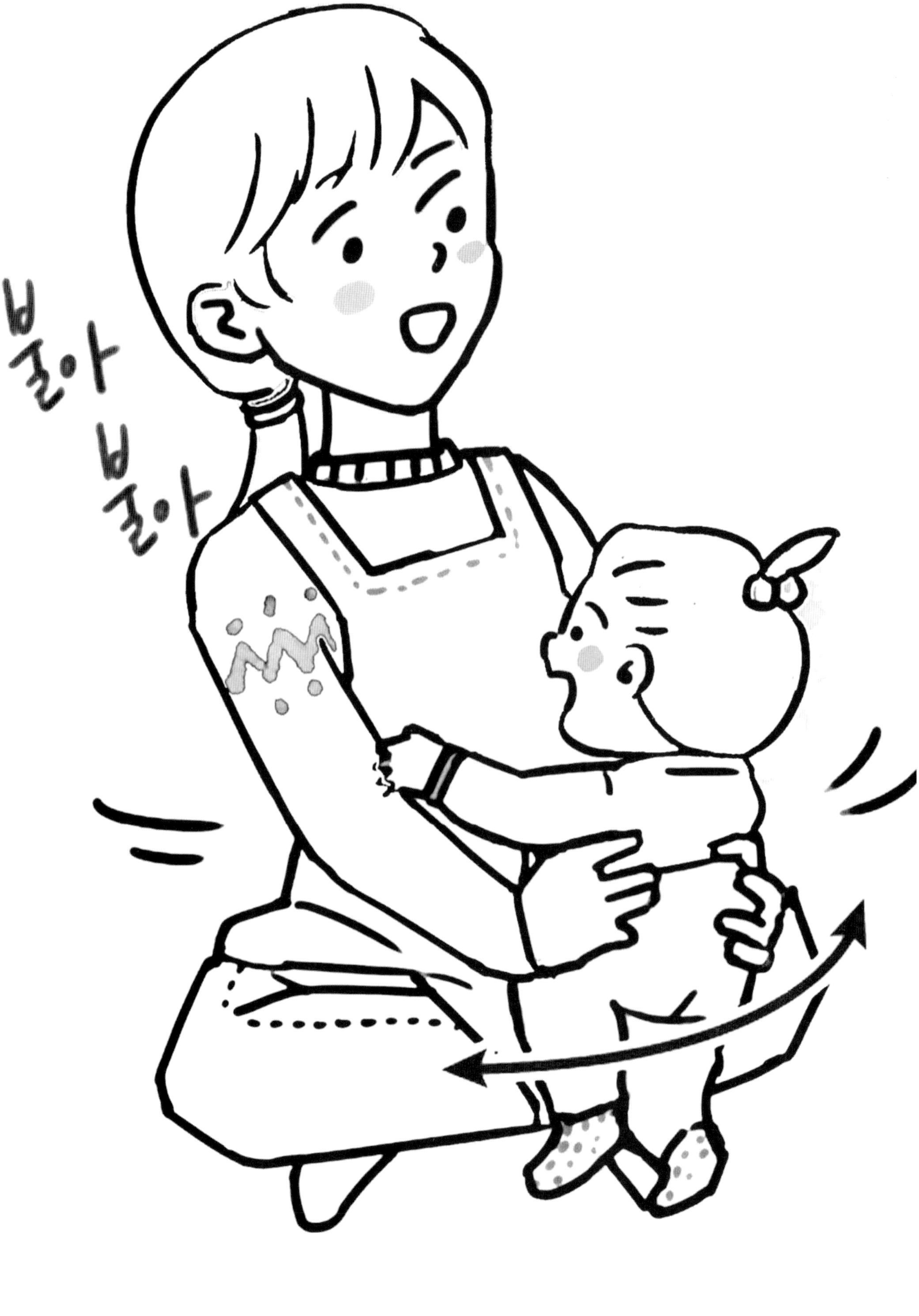
불아 불아

52

곤지곤지(단동십훈)

곤지곤지는 하늘과 땅에 담긴 음양의 조화를 알고 덕을 쌓으라는 뜻입니다.

곤지곤지 짝짝궁 하늘땅 별땅

곤지곤지 짝짝궁 지혜로운 우리아이

곤지곤지 짝짝궁 하늘기운 땅기운

곤지곤지 짝짝궁 조화로운 우리아이

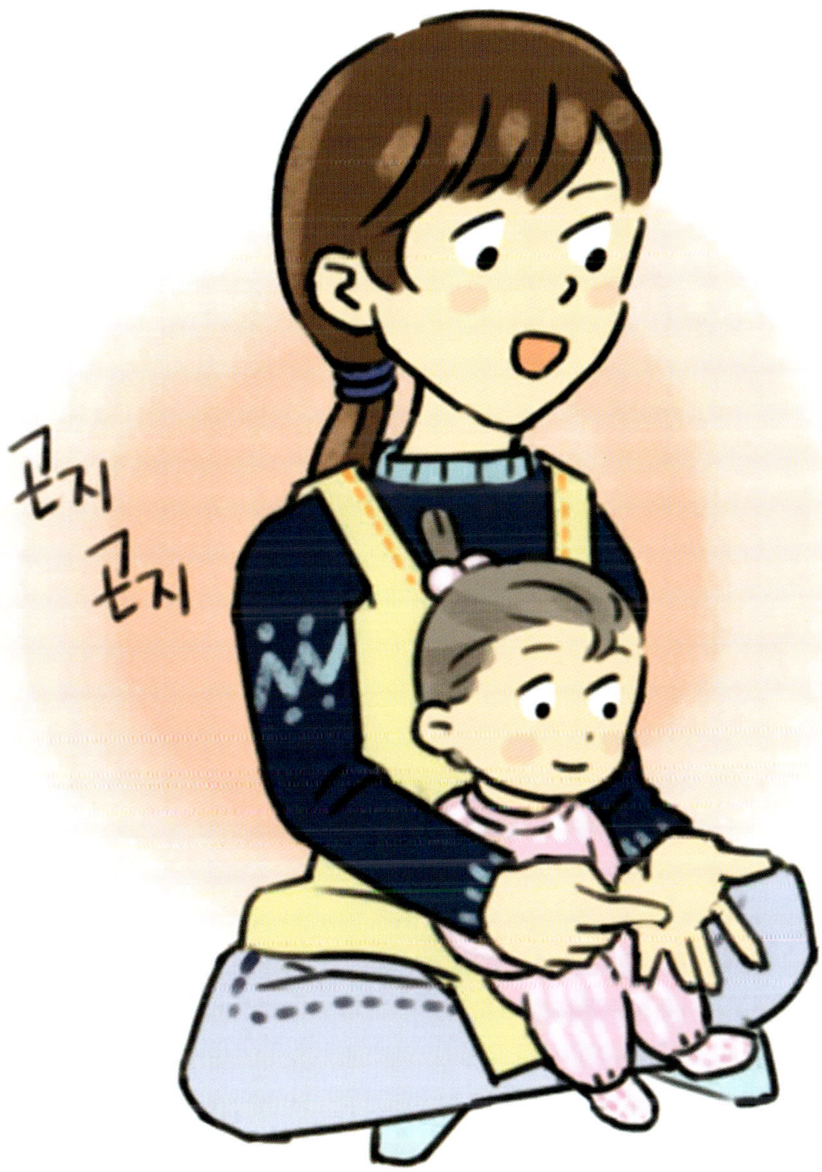

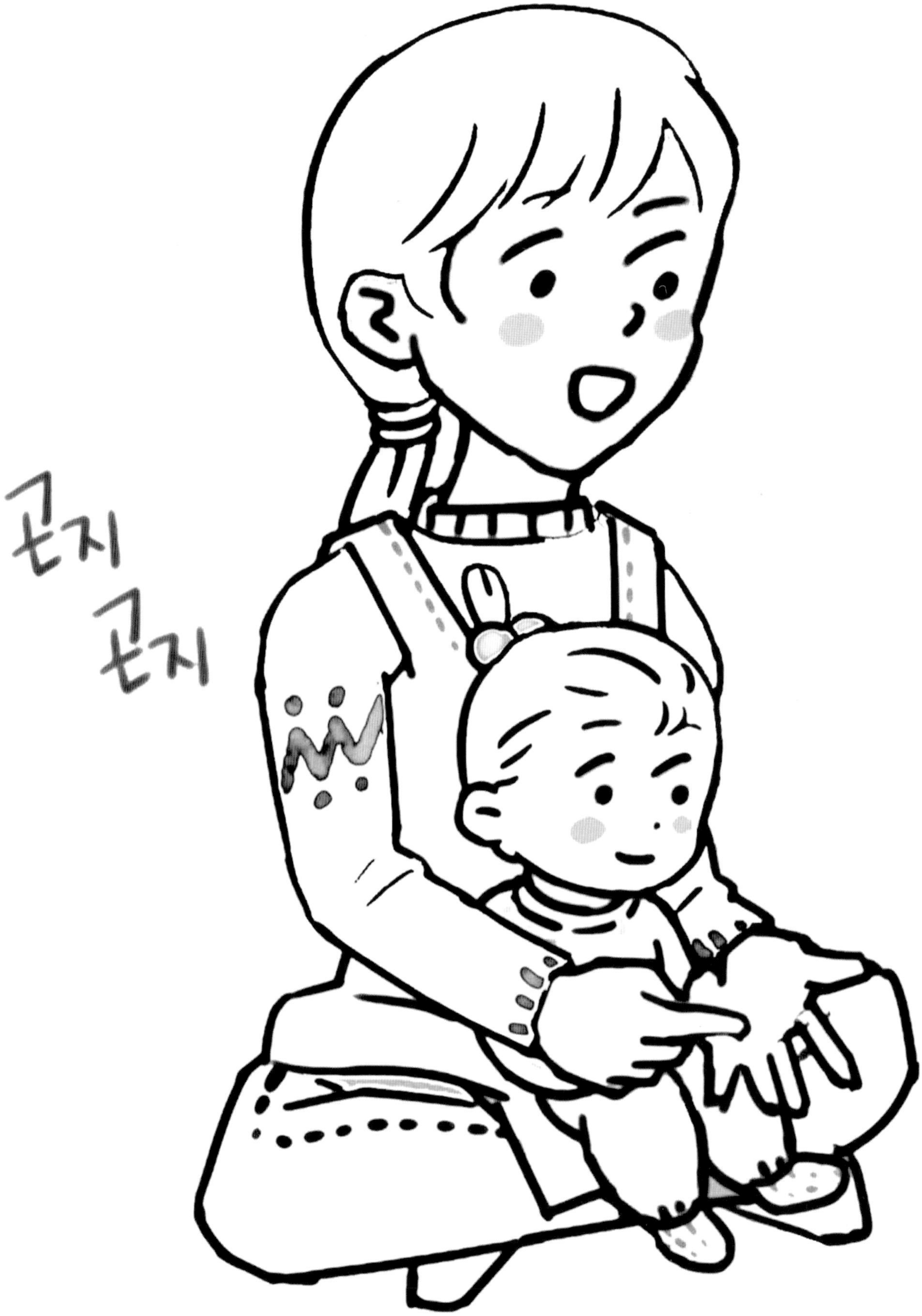
곤지
곤지

53 도리도리(단동십훈)

도리도리는 천지만물이 하늘의 도리로 생겨났으니 사람 역시 도리를 다하며 살아야 한다는 뜻입니다.

도리도리 짝짝궁 이리보고 까~궁

도리도리 짝짝궁 저리보고 까~궁

도리도리 짝짝궁 넓은 마음 바른 마음

도리도리 짝짝궁 우리 아이 잘한다

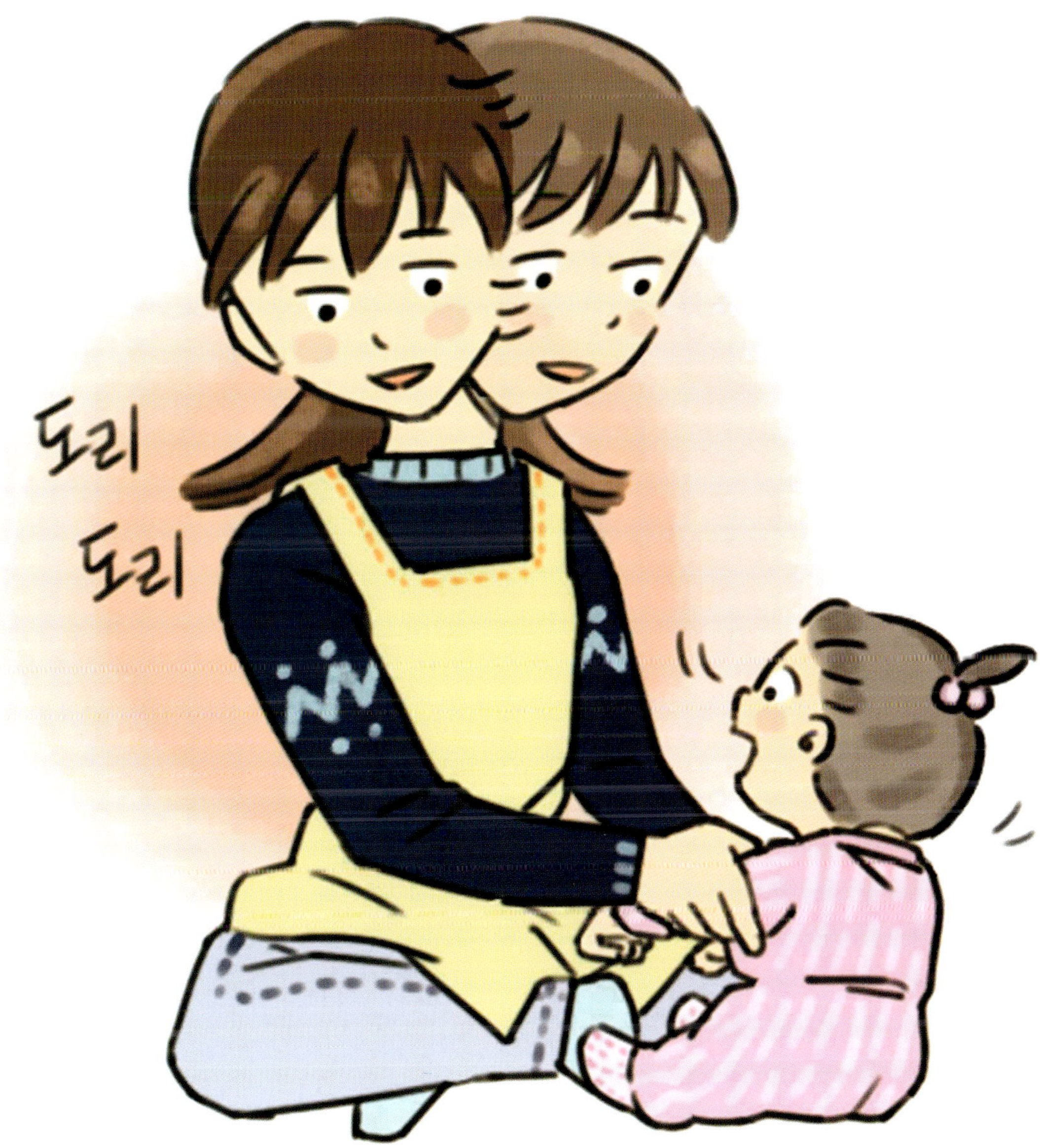

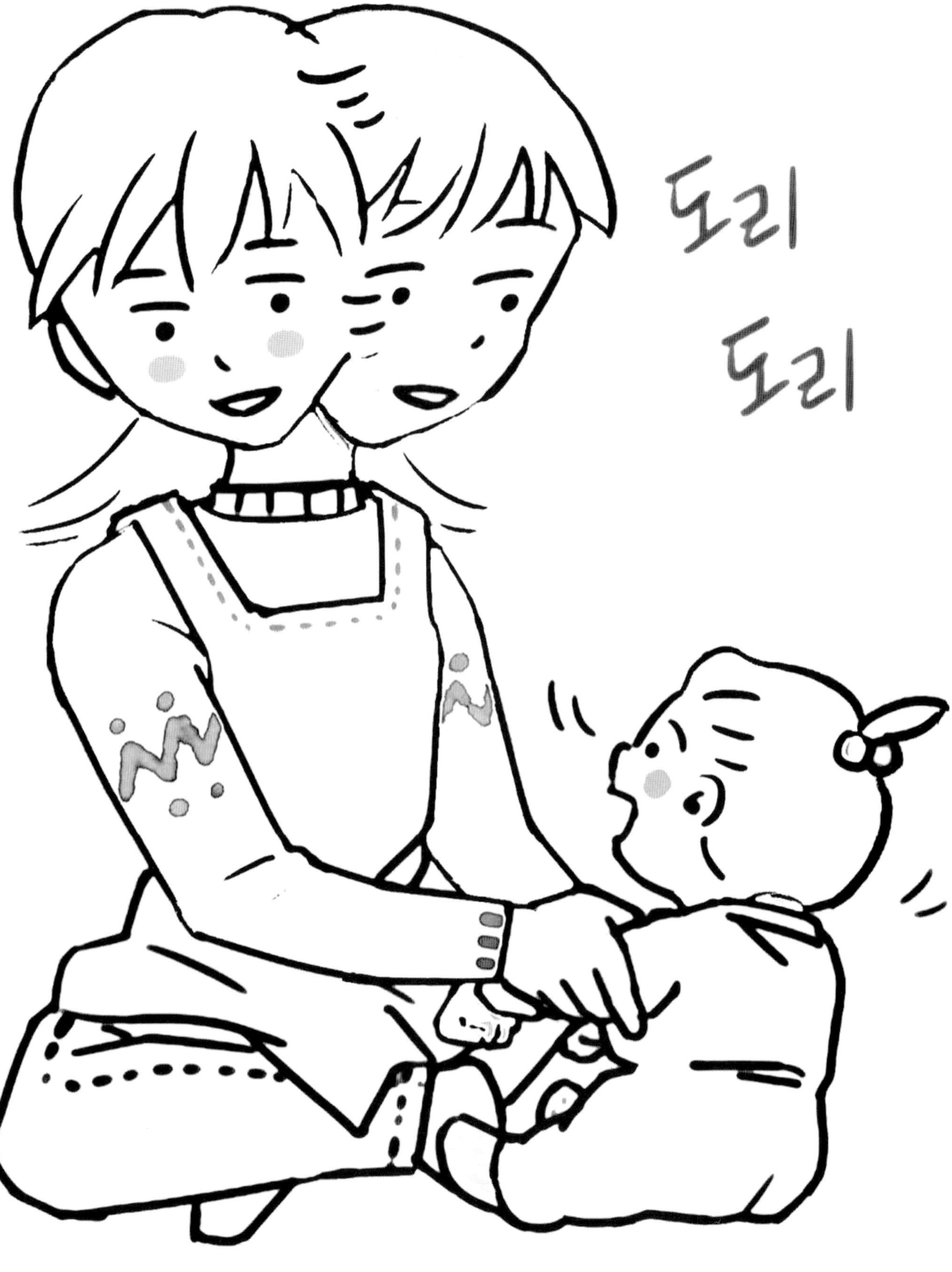
도리
도리

54

코코코 놀이

아기가 보는 앞에서 엄마가 동작을 하면 아기는 따라합니다.
오늘도 엄마랑 코코코 놀이 재미있게 하네요.
코코코 ~ 코, 코코코 ~ 눈, 코코코 ~ 입,
코코코 ~ 귀, 코코코 ~ 이마, 코코코 ~ 머리

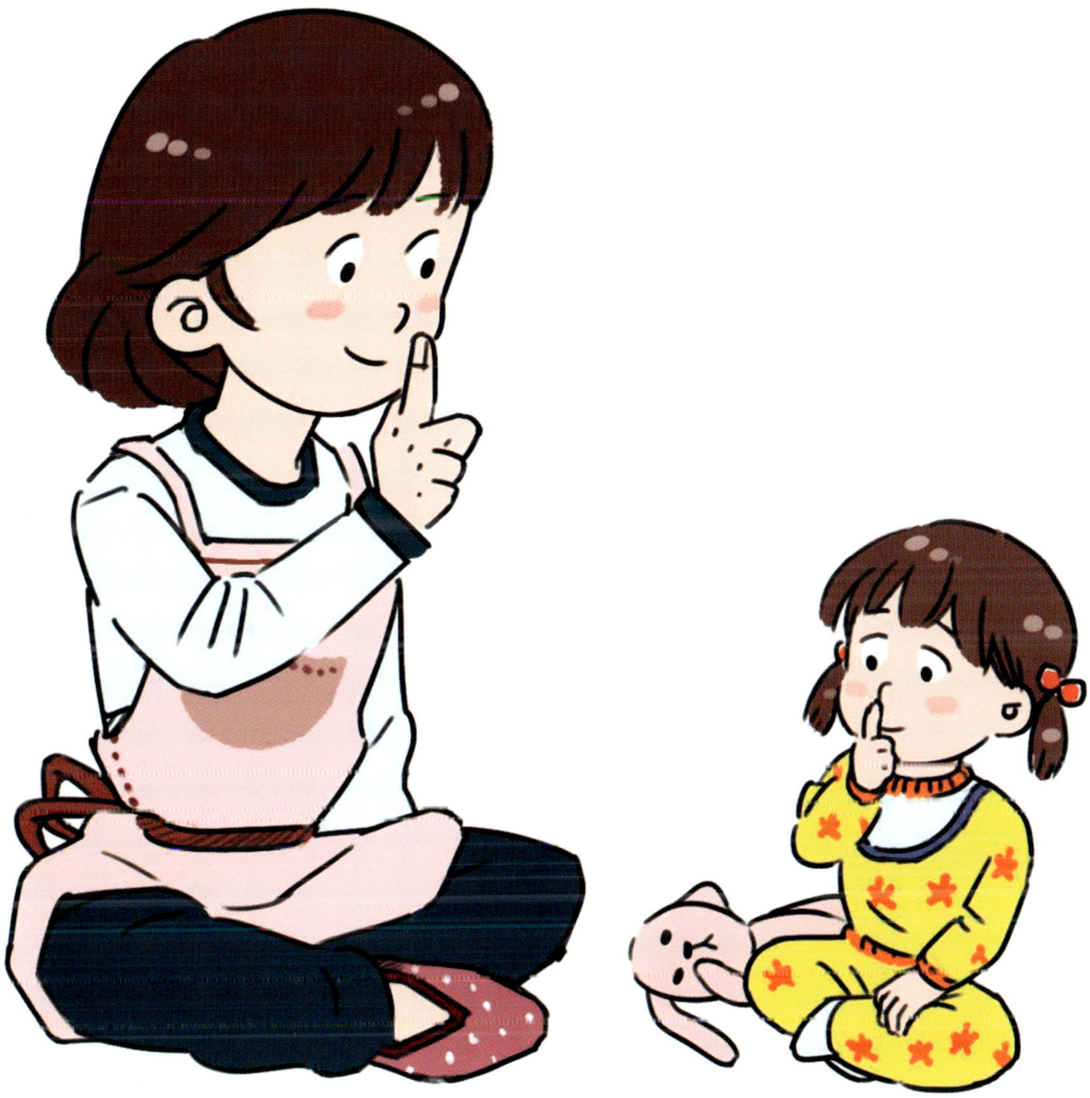

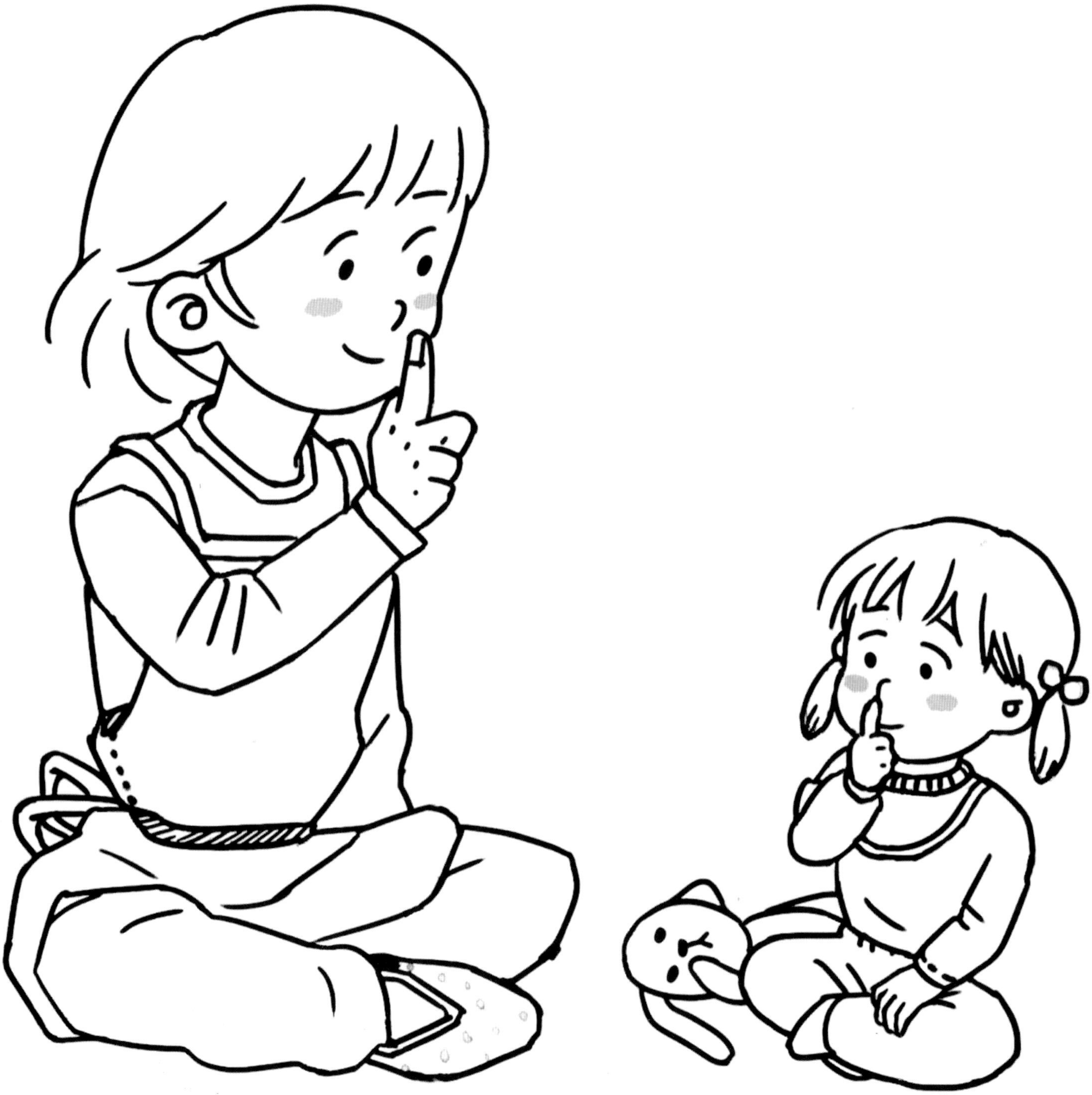

55

제기차기

제기만 있으면 남녀노소 누구나 즐길 수 있는 우리나라 전통놀이입니다.
결혼한 지 얼마 안 된 새신랑이 제기를 찹니다.
몇 개나 찰 수 있을까요?

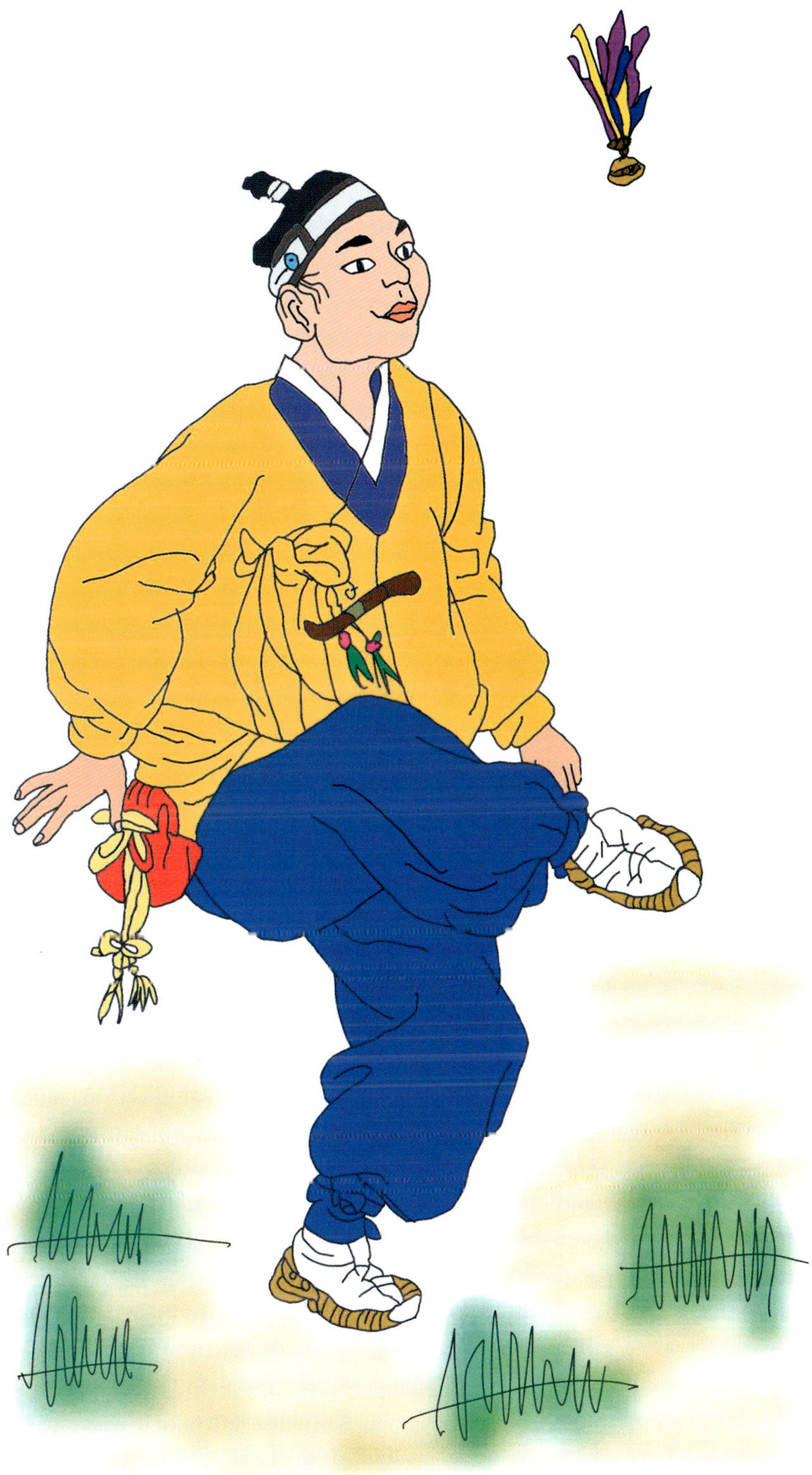

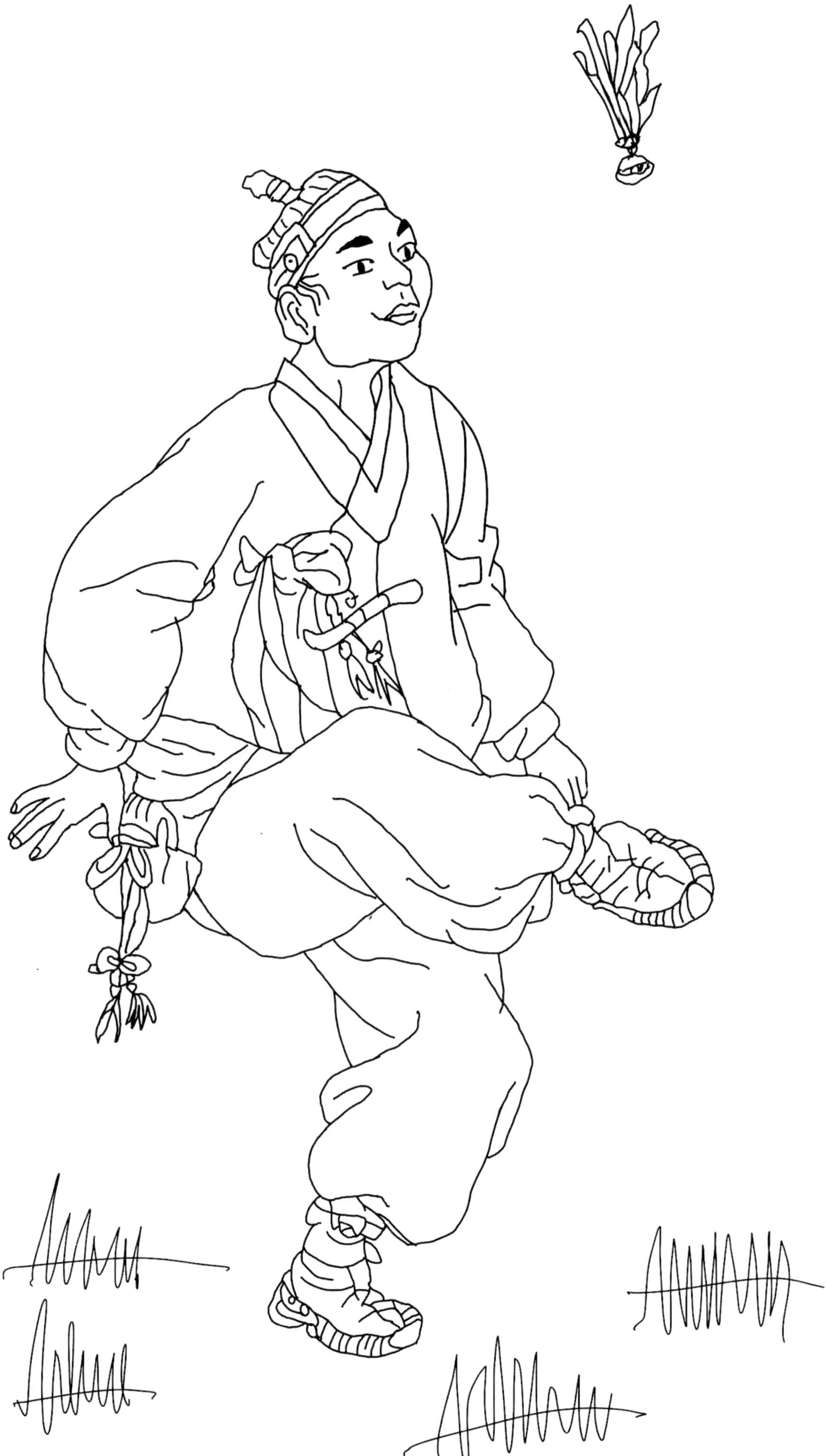

56

팽이치기

얼음판에서 팽이를 돌리면 잘 넘어지지 않고 돌아갔습니다.
도련님이 마당쇠가 만들어준 팽이로 재밌게 놀고 있습니다.

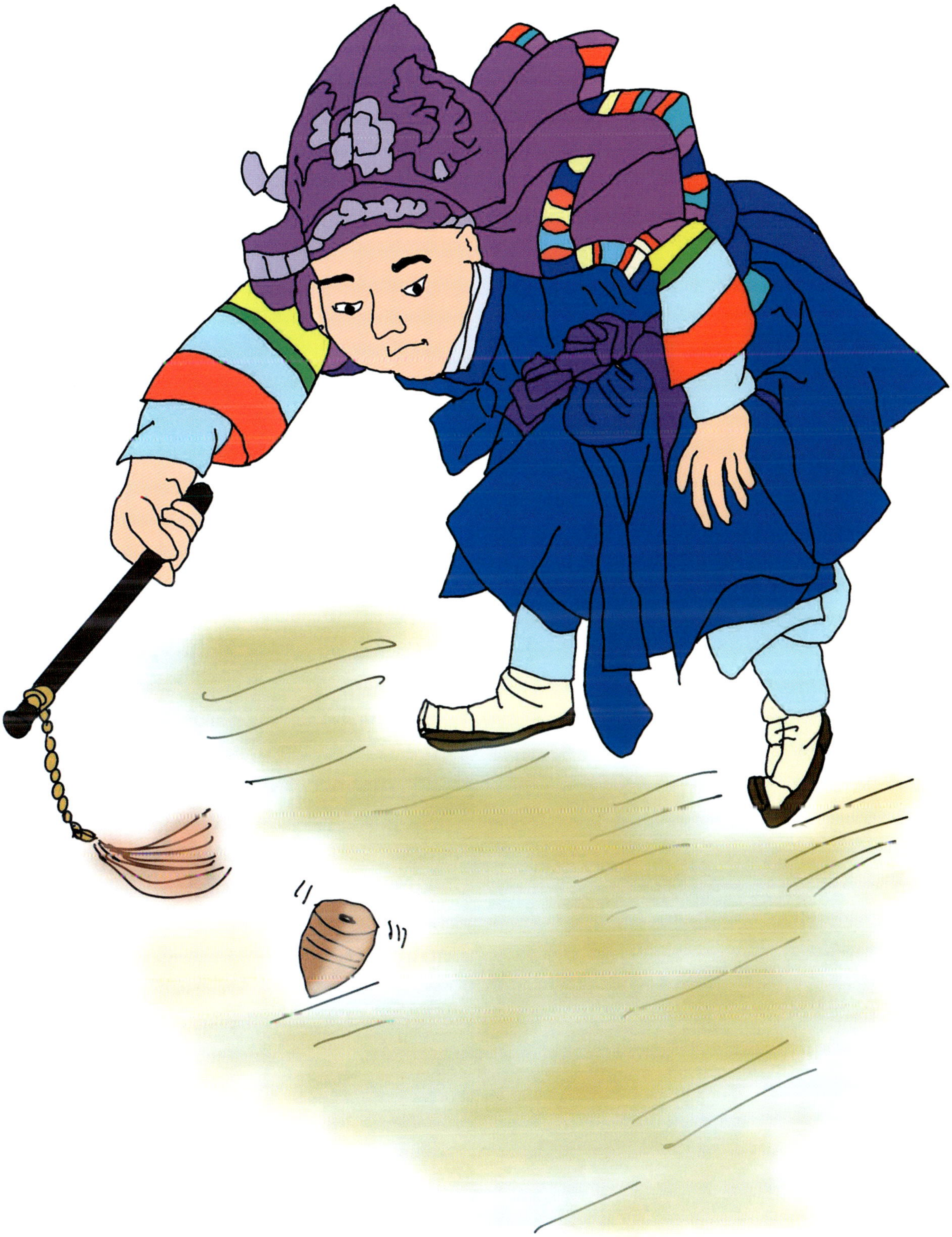

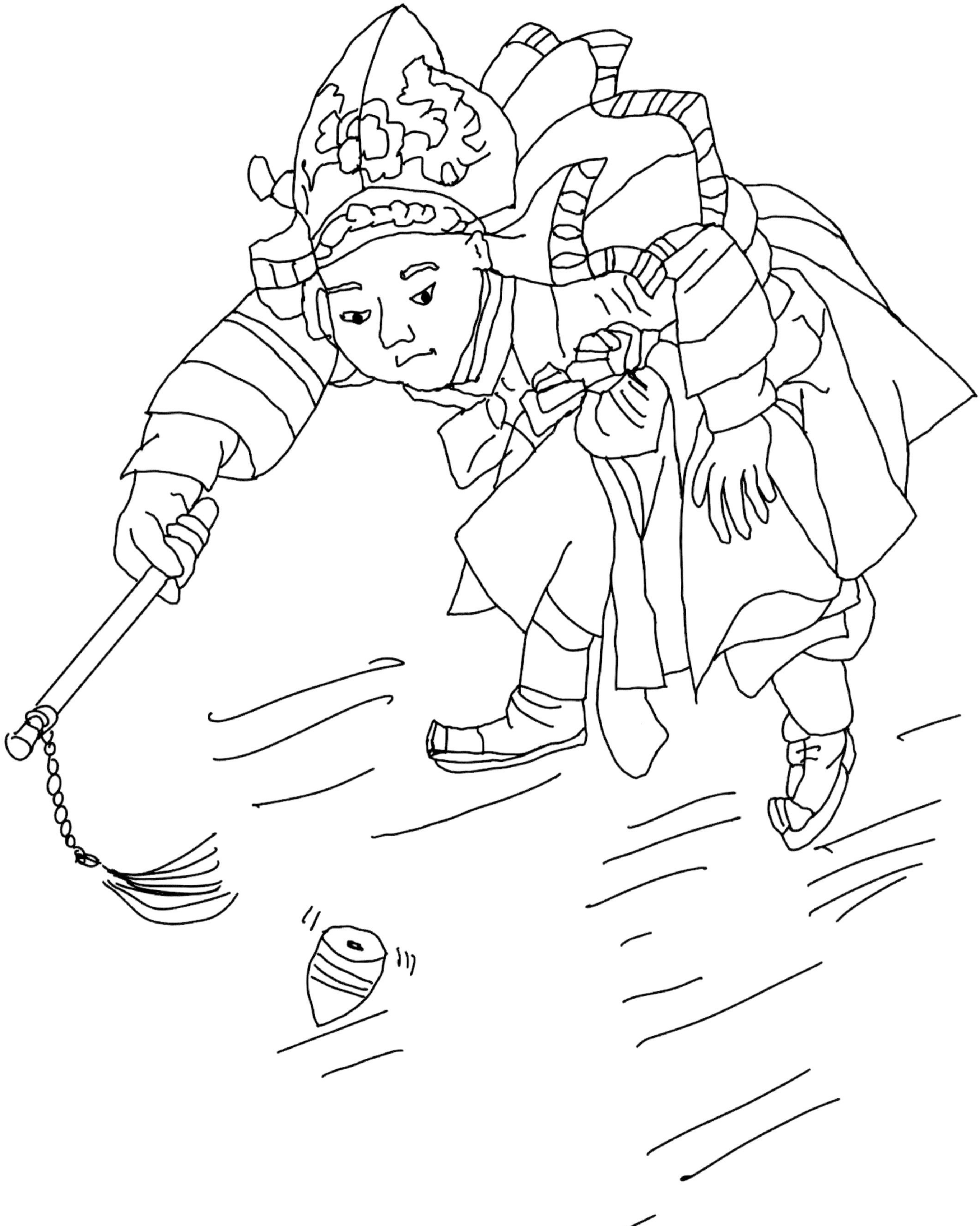

57

바느질

어머니는 하루 종일 집안 일로 바쁘셨는데 밤에는 옆집 시집가는 새색시의 저고리도 만드셨습니다. 바느질을 잘하신 어머니는 눈이 좋으시고 손이 빠르셨습니다.

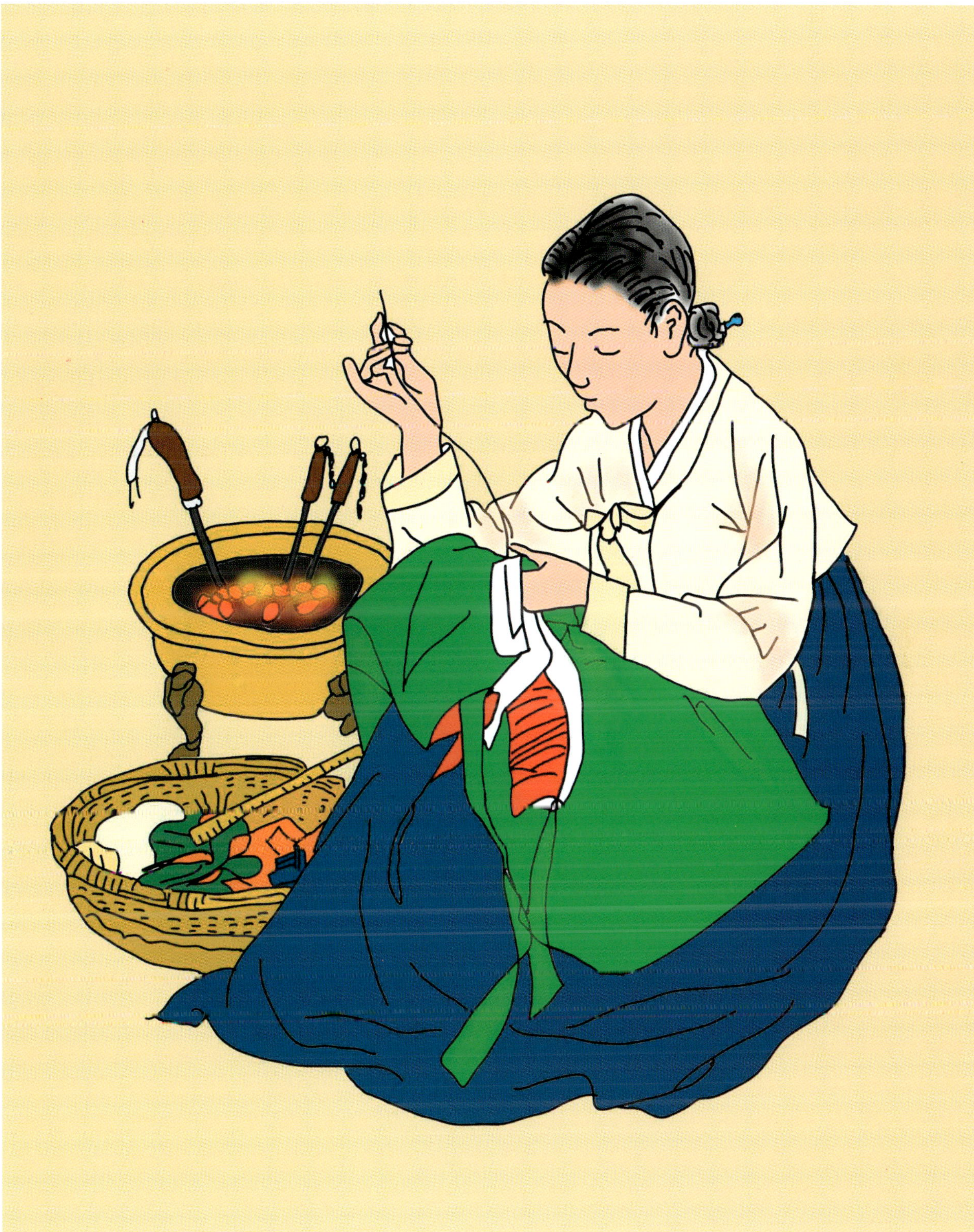

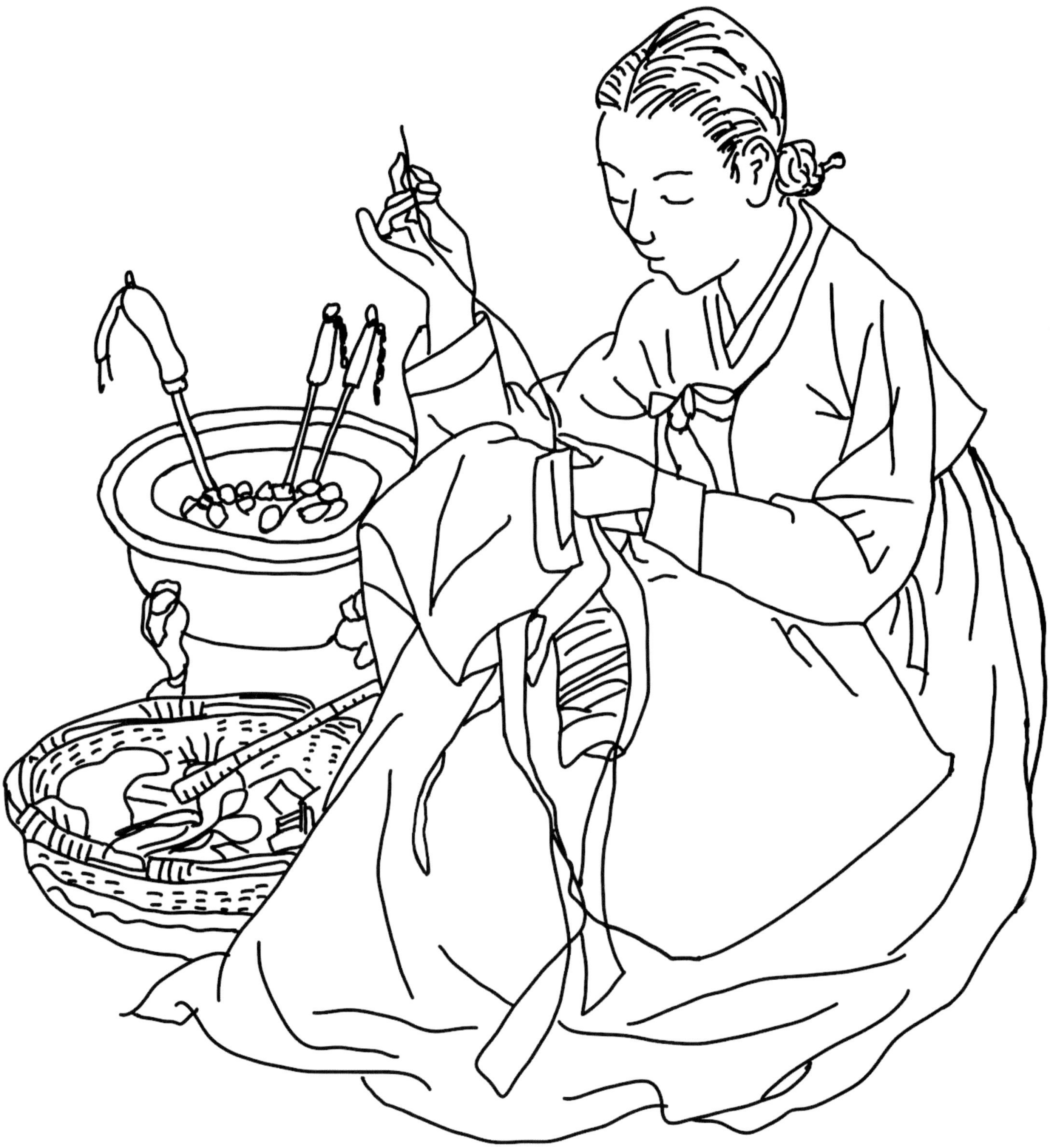

58 살풀이춤

우리 민족은 춤과 노래로 많은 한을 풀었습니다.

살풀이는 살을 푸는 춤이지만 춤의 동작과 은율이 애잔하고 아름답습니다. 요즘 젊은이들은 너무 큰 동작과 빠른 춤을 추는데 그 젊은이들이 보기엔 따분할 수도 있겠습니다.

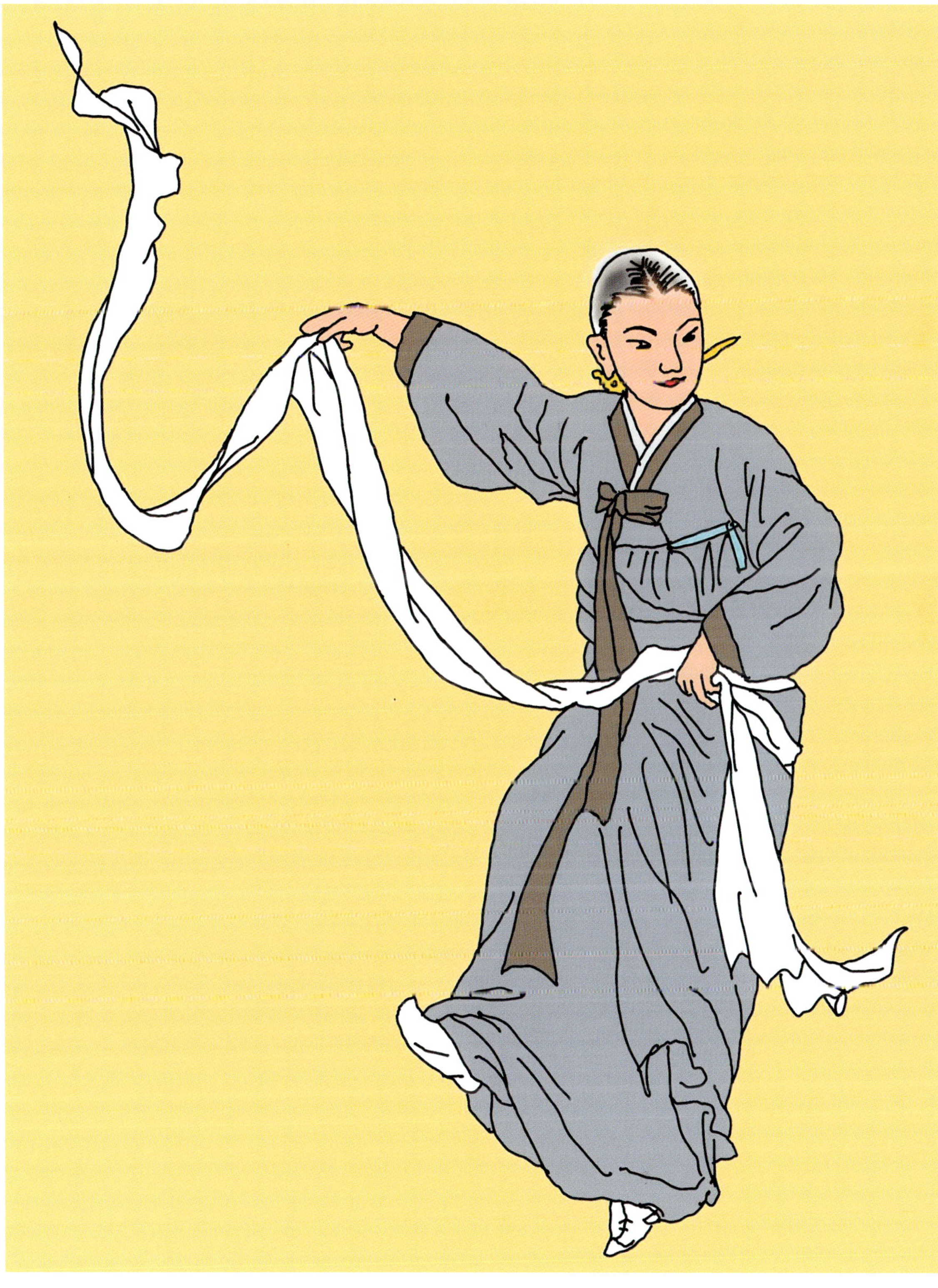

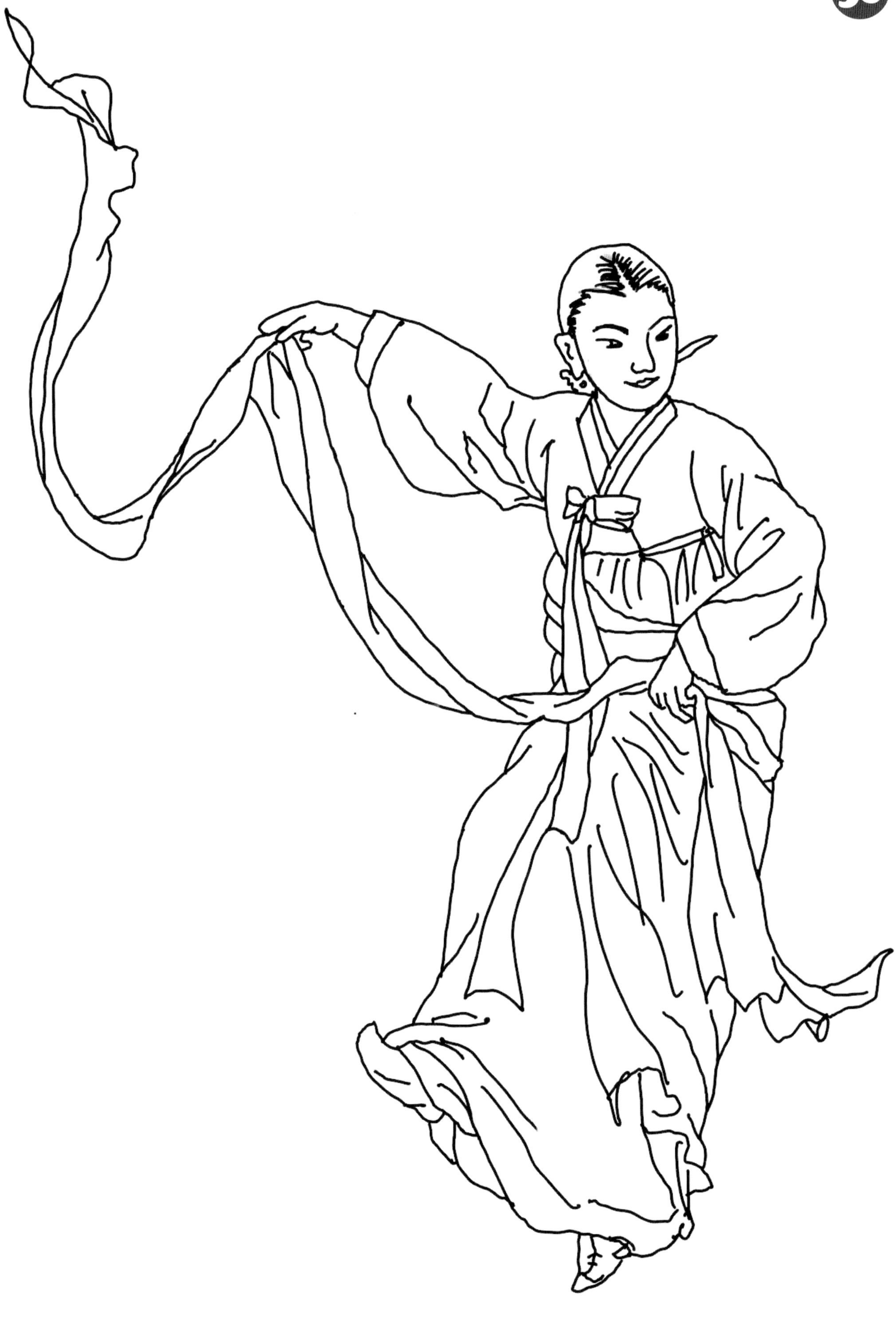

59

딸기와 참외

다음 과일의 이름을 따라 적어보세요.

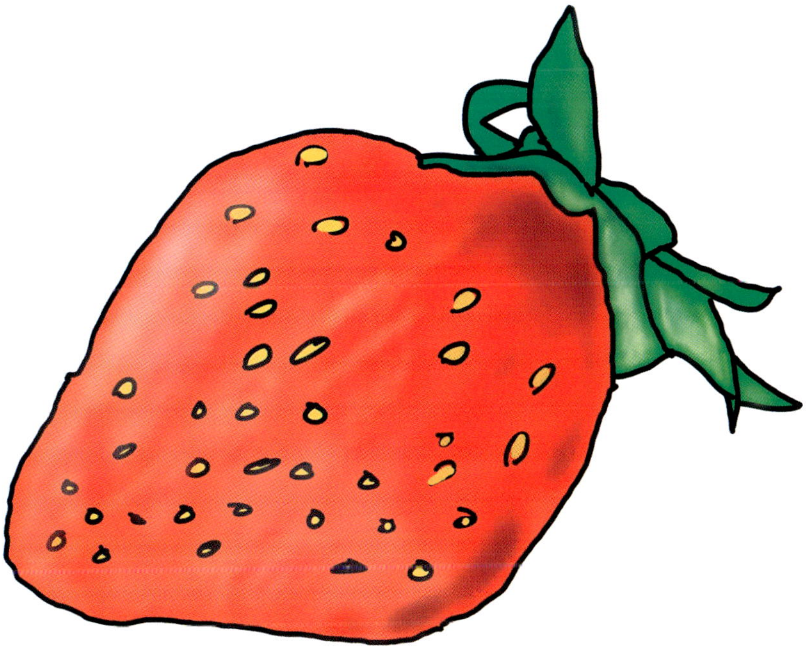

딸기

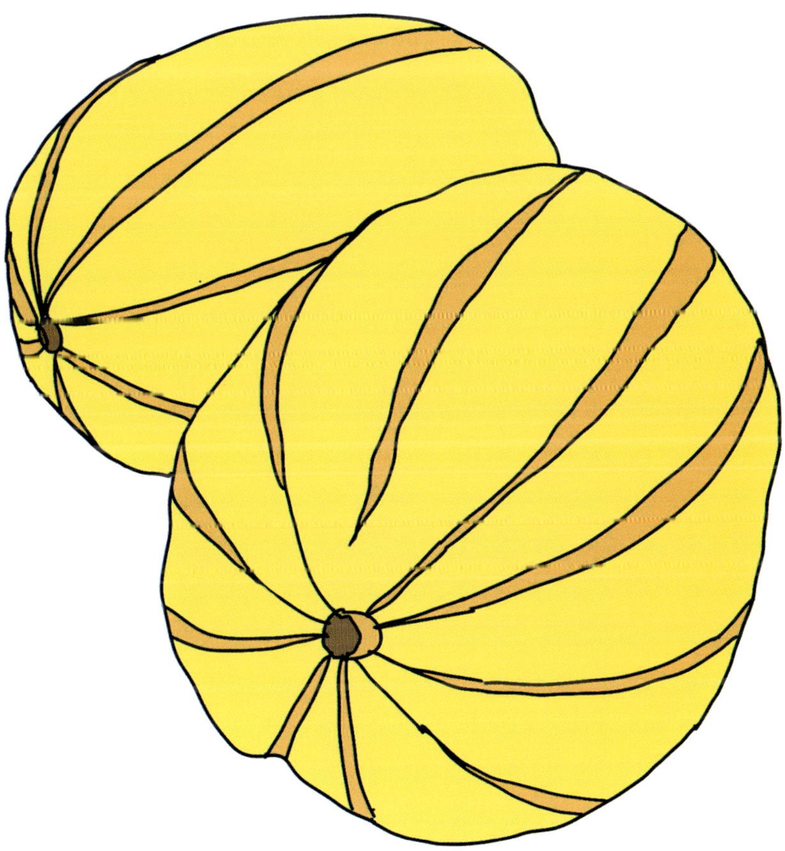

참외

과일 이름을 완성하고 그림에 색을 칠해보세요.

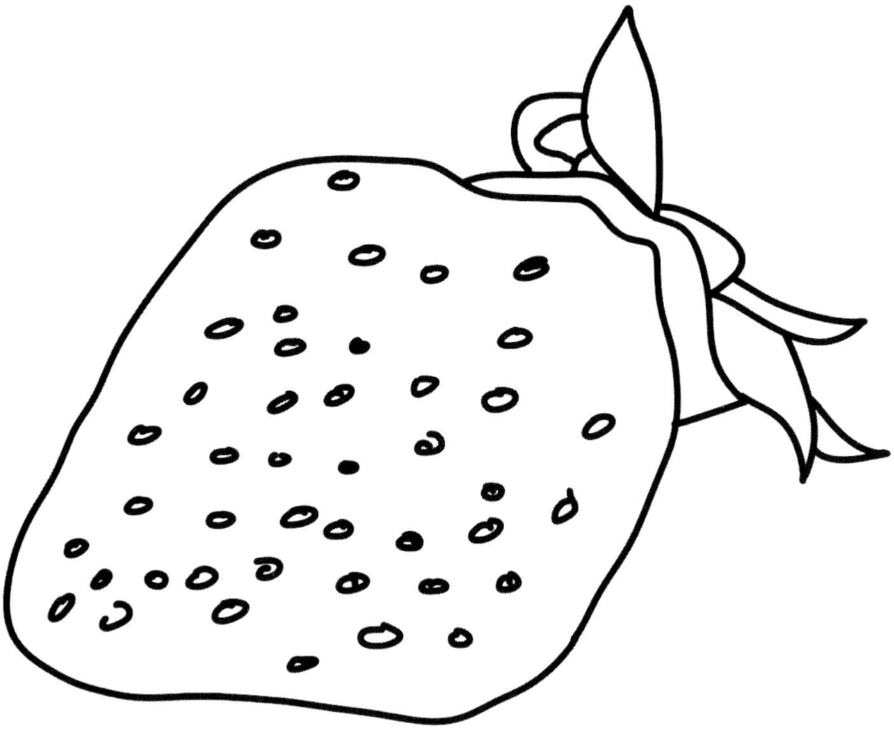

ㅏㄹ	ㅣ
따	ㄱ
ㄸ	기

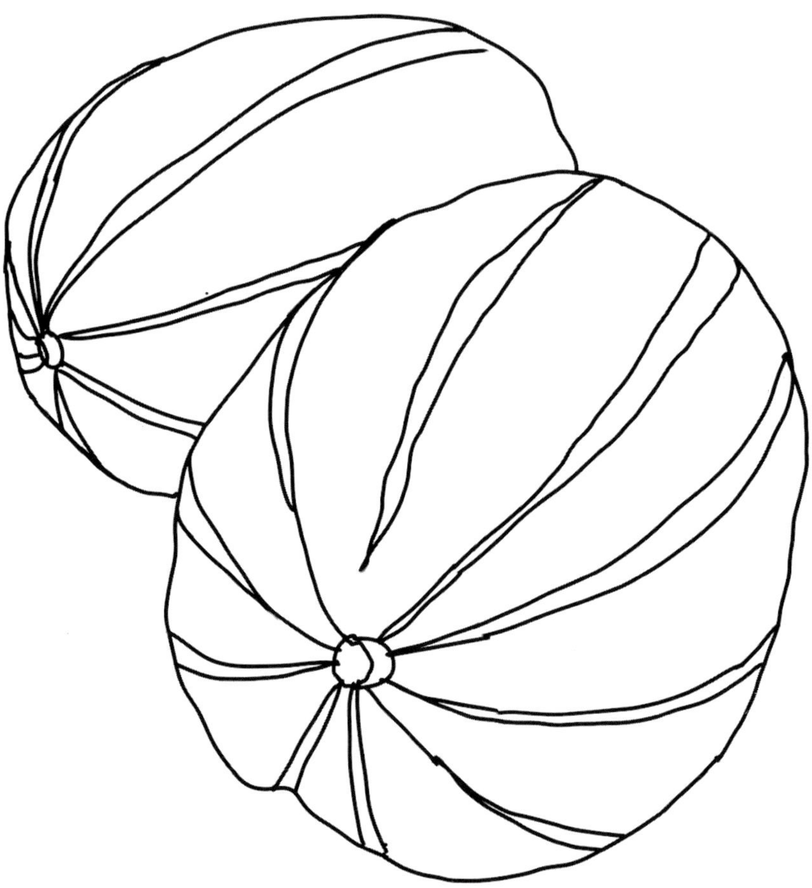

ㅏㅁ	이
ㅊㅁ	ㅣ
차	ㅗㅣ

60

사과와 바나나

다음 과일의 이름을 따라 적어보세요.

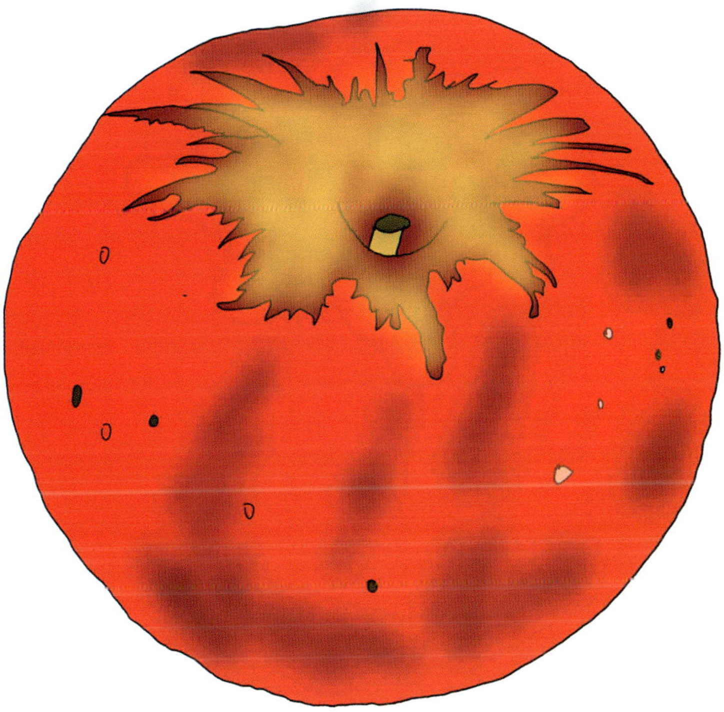

사과

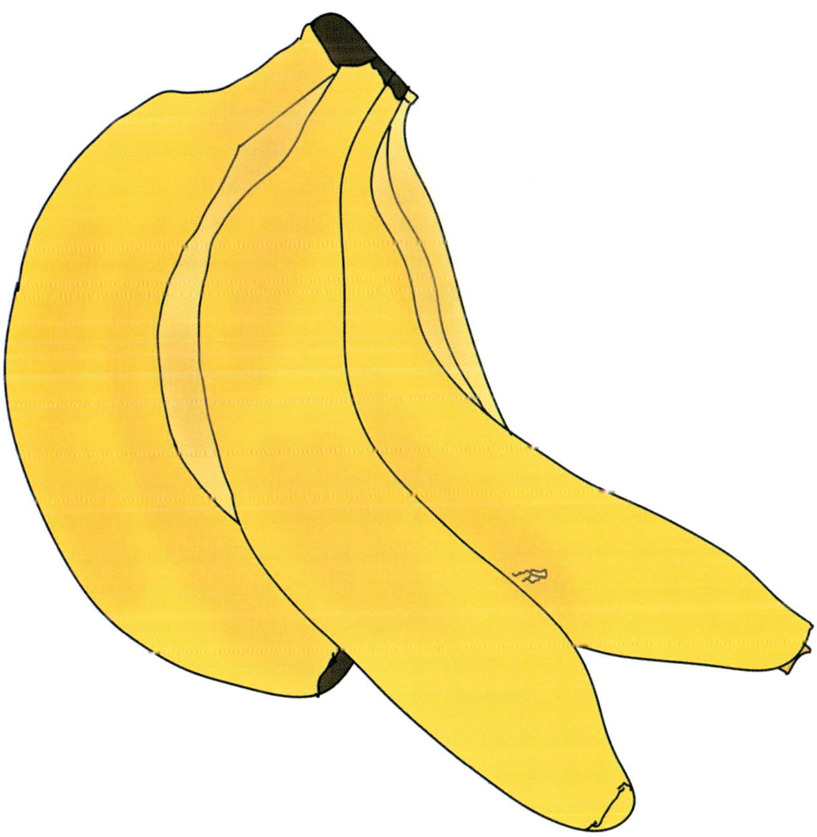

바나나

과일 이름을 완성하고 그림에 색을 칠해보세요.

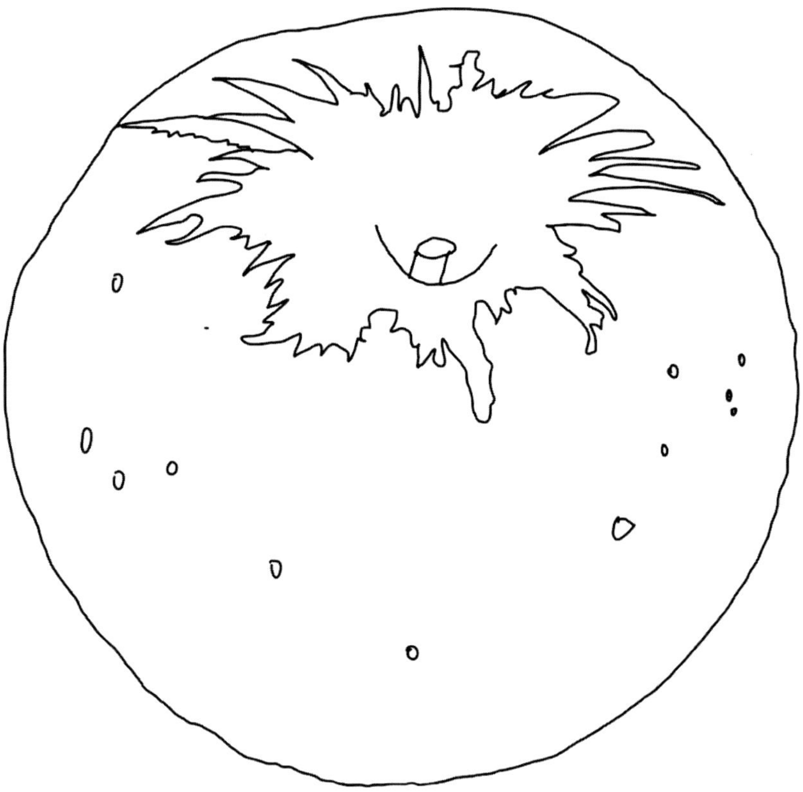

ㅏ	나
ㅅ	가
ㅏ	고

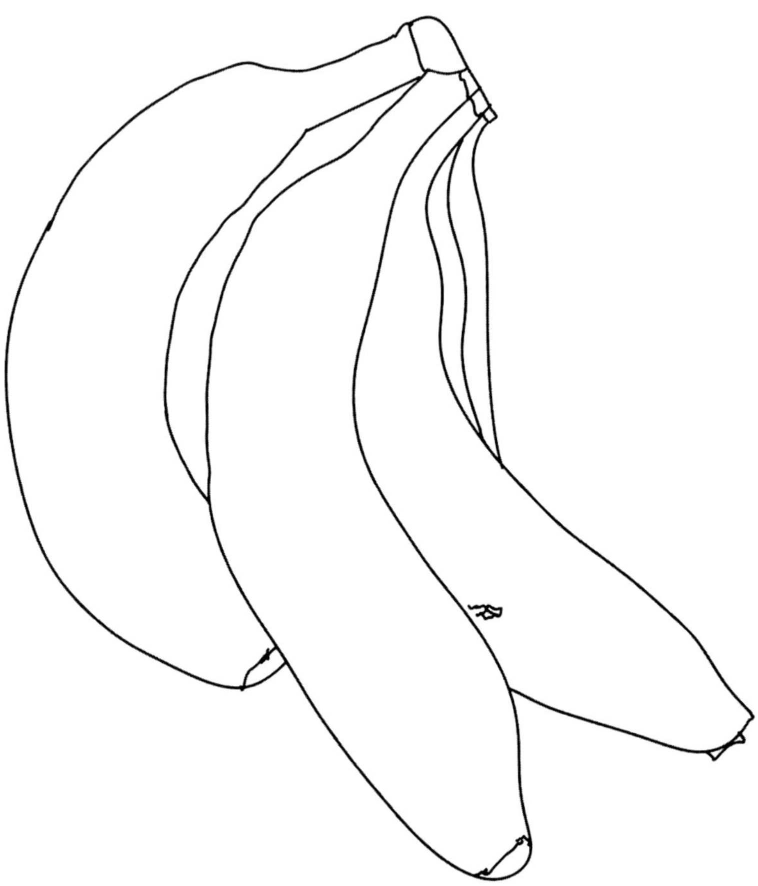

ㅏ	ㅏ	ㄴ
ㅂ	ㄴ	ㅏ
ㅂ	ㄴ	ㄴ

61

살기 좋은 대한민국

우리나라는 사계절이 뚜렷하고 먹을 것이 다양한 살기 좋은 곳입니다.
전국의 도가 그려져 있습니다.
각 도의 이름을 따라 써보세요.

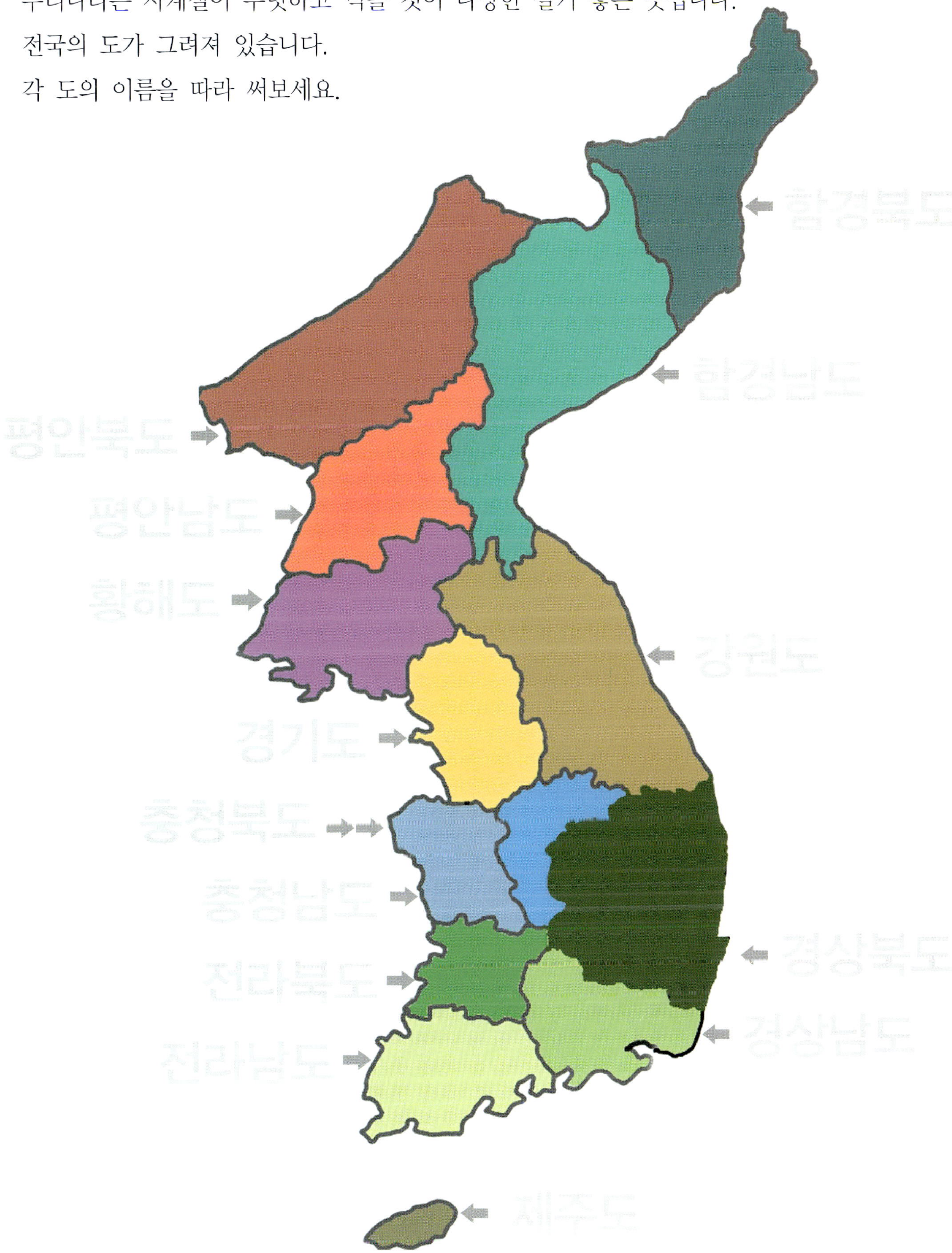

전국의 도가 그려져 있습니다.

색을 칠하고 각 도의 이름을 넣어보세요.

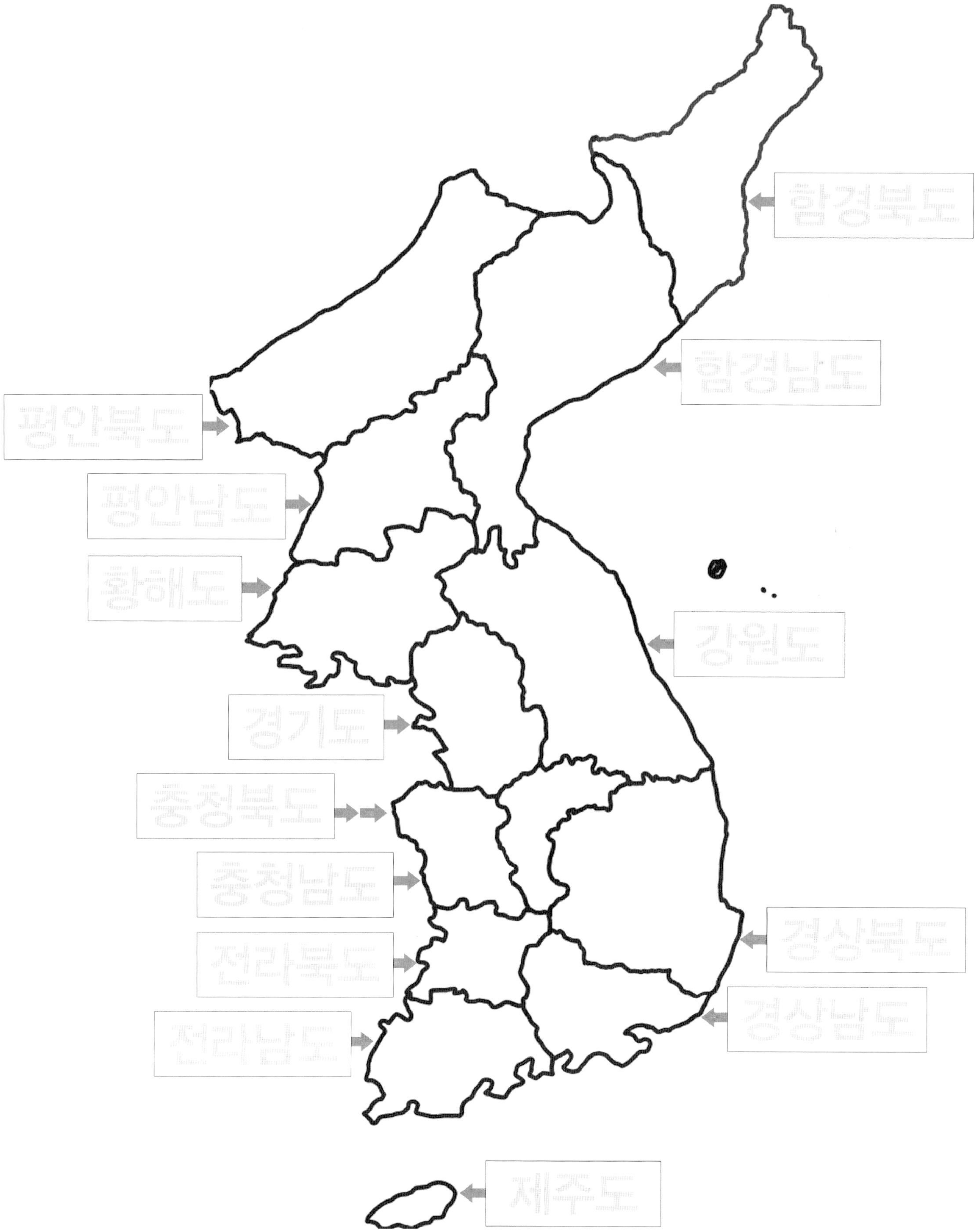

62

느낌 연결하기

그림에 맞는 연관 문장을 찾아 연결해보세요.

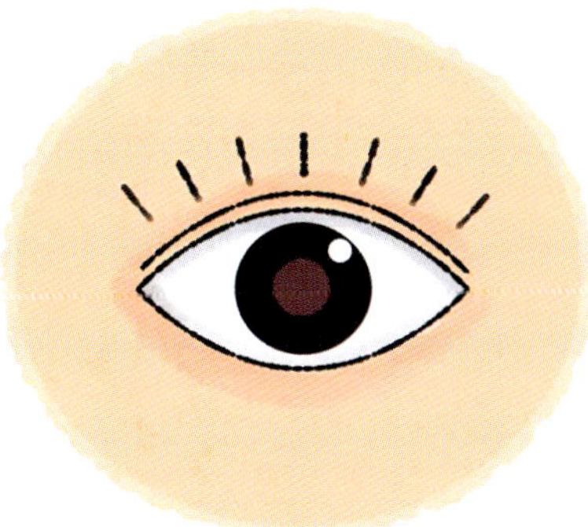

코로 고소한 냄새를 맡는다

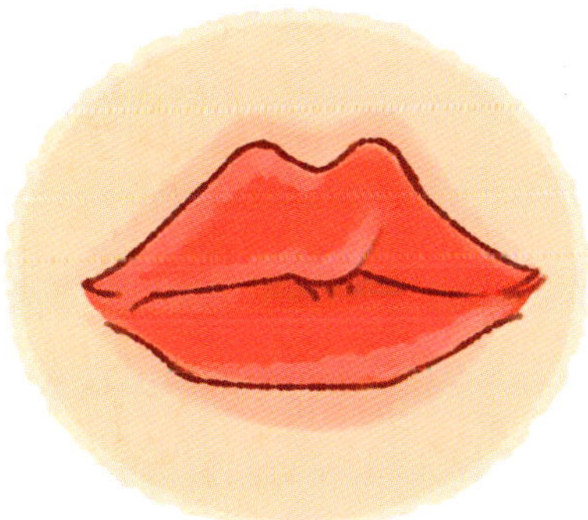

눈으로 텔레비전을 본다

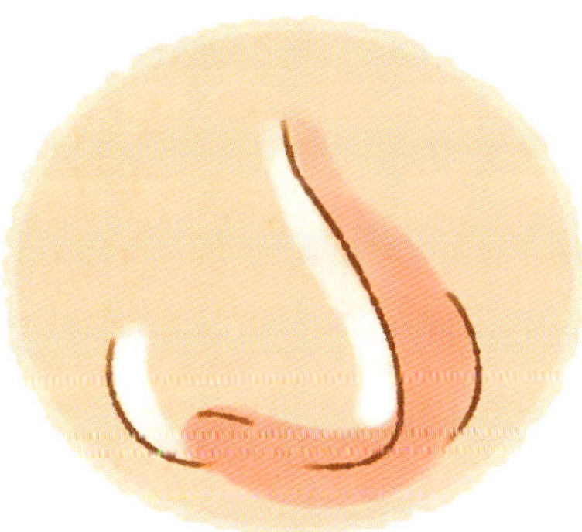

귀로 노래 소리가 들린나

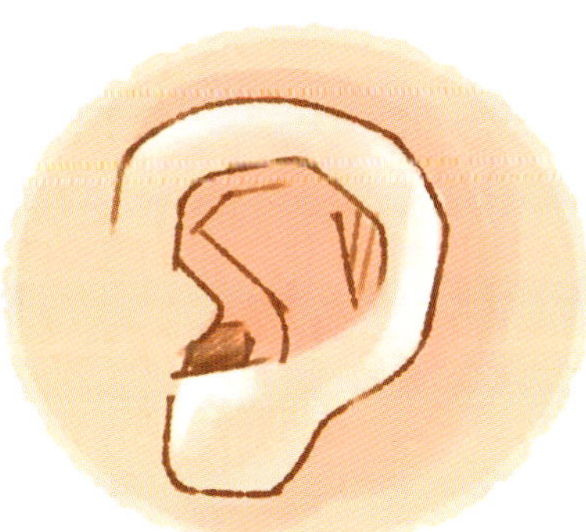

입으로 맛있는 과일을 먹는다

그림에 맞는 연관 문장을 찾아 연결해보고 색을 칠해보세요.

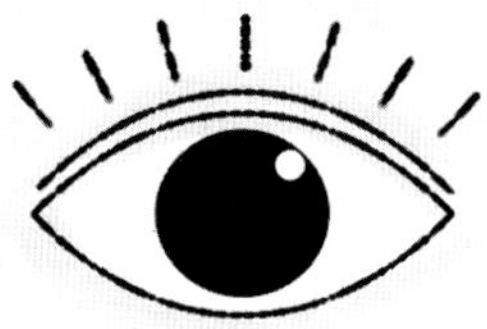

코로
고소한 냄새를
맡는다

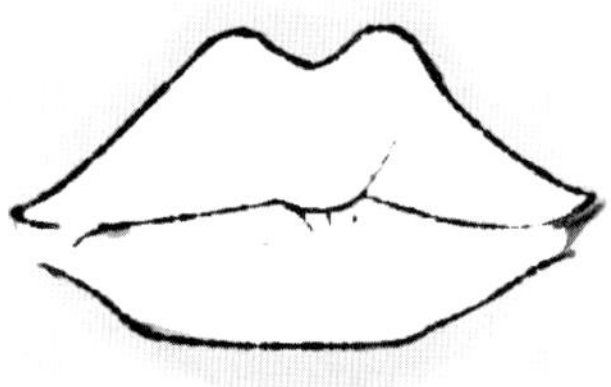

눈으로
텔레비전을
본다

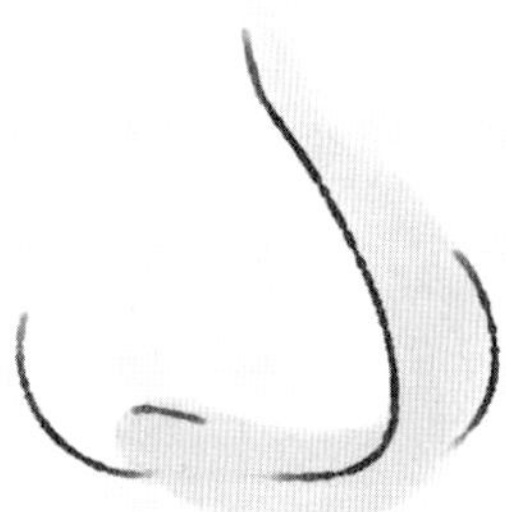

귀로
노래 소리가
들린다

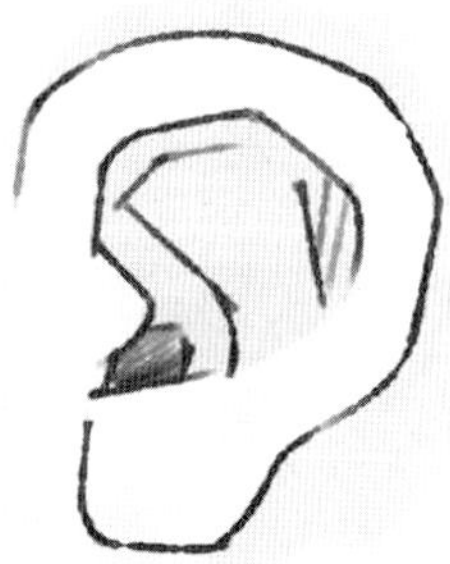

입으로
맛있는 과일을
먹는다